医療従事者のための
臨床小児栄養学入門

東大阪生協病院小児科・内科 **橋本 浩** 著

中外医学社

序　文

　わが国だけではなく，多くの国において成人にみられる生活習慣病の増加が著しいといわれるようになって久しい．子どもの生活リズムが家族である成人の生活リズムの影響を受けることで子どもの睡眠障害が悪化することは知られるようになり，小児科医の間でも次第に子どもの睡眠障害の問題に注意を払う医師が増え，今日では小児睡眠障害に関するいくつかの書籍も刊行されている．一方，小児の食に関する医師による医療関係者に向けた情報を記した書籍は意外と少ない．特に，初学者に理解しやすい低価格でコンパクトな書籍は医学書にはほとんどないのが実情である．そのため，地方の一般病院では，薬剤師はもちろん，看護師，リハビリテーション科の作業療法士などのスタッフ，管理栄養士，医事課や資材課の若い人々に Nutrition Support Team (NST，栄養サポートチーム) に関する知識を伝えるために活用しやすい教科書は，探し当てるのが難しい．

　幼児期からの生活習慣は，学童期はもちろん成人になっても影響することが多く，特に食生活の問題は肥満や 2 型糖尿病，あるいは，動脈硬化や高血圧などの生活習慣病に大きく影響することは周知の事実であり，小児期から取り組んでいくべき問題である．また，1 型でもなく 2 型でもない新生児糖尿病の存在を知らない医療関係者も少なくないのが現状である．小児の栄養に関する基礎的な知識を普及させることは，小児に対する NST の活動の幅を広げ，小児医療の一層の充実に繋がる．

　私が医学生の頃，大学で学んだ栄養学的知識は生物学と生化学および生理学の講義のほんの一部に過ぎず，学内の進級試験にもあまり出題されない分野であったことも手伝って，関心を示す医学生は少なかった．そのためか，今でも詳しい関連分野の医学書が少ない状況は，さほど変わっていないようである．

　かくいう私も，かつて関心が薄かったその一人であり，小児科研修医に

なってからも子どもの食について考えることはあまりなかった．国立療養所において障害児医療を担当するようになり，はじめて栄養摂取の大切さと口腔衛生の大切さを感じるようになったが，その当時は医師向けの情報誌もなかなかみつからず，既成の流動食などの資料をみる程度で済ませていた面が多々あった．その後，小児科医としてではなく，総合診療科医として成人，特に高齢者のさまざまな疾患に対応する立場となり，疾患の治療のためにも如何に栄養管理が大切であるかという経験を重ねるにつれ，いろいろなことを積極的に学ぶようになった．今日では，小児の栄養や食の重要性が強調されているのは周知の事実でもある．

　本書は，臨床栄養学のうち，小児に関する情報を私なりにまとめてみたものである．内容としては研修医や看護師あるいはこれから業務をはじめる新人栄養士や薬剤師に役立つ基礎知識を中心に記載することに重点を置いた．つまり，本書は小児NSTの入門書として位置づけされるべきものであるが，その守備範囲は入院や外来だけではなく，健診や在宅・訪問診療をもカバーするものである．

　2017年3月

東大阪生協病院 小児科・内科

橋本　浩

目　次

序章　NSTとは … 1
1. NSTの定義 … 1
2. NSTの主な活動 … 1
3. 医療機関の経営とNST … 2

第1章　子どもの成長と栄養 … 3
1. 子どもの食の重要性 … 3
2. 栄養学的基礎知識 … 4
   - (1) 消化と吸収 … 4
   - (2) 栄養素 … 5
   - (3) 食事摂取基準 … 6
   - (4) 栄養素の過剰摂取と不足 … 7
3. 小児の成長と食事の特徴や食育の目標 … 9
   - **Column**　乳幼児摂食障害 … 13

第2章　小児の栄養評価 … 14
- (1) 発育実測値とパーセンタイル法 … 14
- (2) 子どもの栄養状態の評価 … 15
- (3) 食事内容の把握 … 15
- (4) 哺乳・摂食行動の評価 … 16
- (5) 体格指数による判定 … 17

(6) 栄養にかかわる血液・生化学検査 …………………… 20
　　　(7) 臨床における小児に適した確実な栄養アセスメント
　　　　　方法はあるのか？ …………………………………… 21

第3章　小児栄養ケアの基本 ……………………………… 23

　1　小児に対する栄養投与量に関する基本事項 ……………… 23
　2　栄養投与量を考えるうえでの注意 ………………………… 24
　3　目安となる静脈栄養投与量 ………………………………… 25
　4　栄養投与法の基本 …………………………………………… 26
　5　経口栄養摂取法の要点 ……………………………………… 29
　6　経管栄養実施方法の要点 …………………………………… 30
　　　(1) 経鼻胃管（NGチューブ）の挿入と留置 …………… 31
　　　(2) 経鼻十二指腸・空腸チューブ（EDチューブ）の
　　　　　挿入と留置 …………………………………………… 31
　　　(3) 胃瘻の作成方法 ……………………………………… 31
　　　(4) 空腸への栄養チューブの留置 ……………………… 32
　　　(5) 経管栄養剤投与の管理 ……………………………… 32
　　　Column　栄養に関するガイドライン …………………… 34

第4章　さまざまな病児に対する栄養管理 …………… 35

　1　新生児・乳児 ………………………………………………… 35
　2　先天代謝異常症 ……………………………………………… 46
　3　小児肥満と脂質異常症 ……………………………………… 51
　4　小児の糖尿病 ………………………………………………… 57
　5　炎症性腸疾患 ………………………………………………… 62

6	肝・胆疾患による肝機能不全	66
7	心不全	69
8	腎疾患・腎不全	72
9	呼吸器疾患	75
10	食物アレルギー	78
11	悪性腫瘍	81
12	小児集中治療と栄養管理	85
13	精神・心理疾患と栄養管理	88
14	障害児医療における栄養管理	91
	(1) 肢体不自由児と重症心身障害児	91
	(2) 知的障害児	94
	(3) 自閉症スペクトラム障害などの神経発達障害	96
	Column　栄養失調	98

【参考文献】実践しながら，よりくわしく学ぶための参考書 …… 99

【索引】 ………………………………………………………… 103

序章
NSTとは

1　NSTの定義

　NST（Nutrition Support Team）とは，栄養サポートチームの略称であり，患者の栄養について患者自身だけではなく治療に当たる医療従事者をも支援する多職種から成るチームである．そのメンバーは医師・歯科医師・管理栄養士・薬剤師・看護師，リハビリテーションスタッフ（理学療法士，作業療法士，言語聴覚士），臨床心理士，臨床検査技師あるいは医療ソーシャルワーカーなどの医療専門スタッフに加えて医療事務課（医事課），資材課などの事務スタッフが有機的に連携して，それぞれが知識や技術を出し合って，個々の患者にとって最良の方法でサポートを行うことを目的に構成される．したがって，事務系スタッフであっても，栄養管理の重要性とその基本的な知識をもち，活動に参加できる下地を身につけておく必要がある．

2　NSTの主な活動

　患者の中には，摂食障害や嚥下障害のある患者，低栄養状態にある患者，経静脈栄養や経腸栄養を必要とする患者などがおり，患者の栄養状態が悪化することで，手術創，熱傷，外傷，褥瘡などの治癒の遅れや悪化，合併症の増加，筋肉量の減少によるADLの低下や成長障害などさまざまな問題が起こり得る．それらを効果的に防ぐ栄養状態の管理を多角的な視点から行って患者や治療チームに対する栄養サポートを行うことがNSTの活動の中心であり，具体的には以下の活動を行う．
　（1）栄養状態のスクリーニング，アセスメント，プランニングおよびモニタリングを通して個々の患者に適した栄養方法の提供実現を目指

す提言や活動を行う．
(2) 院内の各スタッフに向けて勉強会などを通じて，栄養に関する知識を提供し，患者の栄養についての意識をもった行動ができるように啓蒙活動を行う．
(3) 栄養管理に伴う合併症の予防・早期発見に努める．
(4) 資源や素材の無駄を削減し，効率的な活動を経済面でも検討し，情報提供を行う．
(5) 栄養管理を中心に運動療法などにも留意し，早期の疾病改善や社会復帰を目指す．

3　医療機関の経営とNST

　日本では，第三者機関による医療機関の機能評価である「病院機能評価」においてNSTの評価項目が盛り込まれ，平成18年度からは診療報酬に「栄養管理実施加算」が算定できるようになるなど，NSTの普及が推進された．その後，診療報酬の改定に伴って，多くの施設で導入されており，ますます一般的な存在となりつつある．

　理学療法や作業療法を効率的に行うためにも，栄養管理は重要である．特に成長期にある小児は，適切な栄養管理による身体発育の促進を援助することで，身体機能が向上しリハビリテーションの効果も上がることが少なくない．

　嚥下機能障害者だけではなく，他のさまざまな障害がある高齢者でも小児でも，家庭復帰を目指した回復リハビリテーションが重視されるようになった今日では，栄養管理とリハビリテーションのリンクがますます必要になると思われる．それに伴って，保険診療でのNSTの扱いが重視されることになると考えられる．

　今では在宅栄養指導管理料が策定されており，在宅小児低血糖症患者指導管理料，在宅小児経管栄養法指導管理料も定められている．在宅での栄養管理は疾患からくる二次的な障害の改善・予防に役立つことが指摘されており，今後の臨床的検討・評価が期待される．

第1章
子どもの成長と栄養

　まず，子どもの成長と栄養に関する基本事項を学ぶ必要がある．ここでは主に医療関係者の視点に立って重要と思われることを概説する．

1　子どもの食の重要性

　小児期の食生活は，小児の発達段階に応じて必要な栄養を適切に供給することで，小児の健常な成長，発達を促進する一助になるという点で重要である．それと同時に，小児期に身についた食生活習慣は成人に達してからの食生活習慣に大きな影響を与え，悪くすれば健康を損ねる原因となる．

　子どもたちを生活習慣病という障壁から守るための知識が子どもにかかわる大人たちに求められる．小児科医や総合診療科医あるいは管理栄養士や看護師，保健師，学校教諭，幼稚園教諭や保育士など多くの職種が正しい知識をもち，子どもたちの保護者にも子どもの食生活の重要性を知らせていくことが大切であり，美味しいだけではなく栄養学的にバランスのよい楽しい食生活ができるように導いていければ，それは大きな社会貢献になるといえることは間違いない．また，食の安全，安心がしばしば問題になるのは世界中の問題であり，子どもたちに自分の食生活について考える習慣を身につけるための教育も必要であると教育界でしばしばいわれており，医療関係者もそれに協力できる知識を得ておくことは，地域医療の現場での貢献度を高めることに繋がる．

　また，疾患の治療のために必要な栄養を通院・入院を通じて学んでおくことは，医療従事者として基本的に求められる要件となっている．栄養に関する配慮によってスムーズな治癒や改善が期待できる病態は先天性代謝

疾患だけではない．小児においても，成人と同様に，病態に応じた適切な栄養管理が医療において重要な位置を占める．これらのことを理解し，総合的に考える医療分野を臨床小児栄養学とよぶ．医療関係者は，臨床小児栄養学の視点に重点を置きつつ，社会における食育の一翼を担うことも必要である．

2　栄養学的基礎知識
(1) 消化と吸収

　食物は，口で咀嚼され唾液中の消化酵素である唾液アミラーゼと混合され，胃内に3〜4時間貯留している間に胃液の酸や消化酵素によって分解される．その後，十二指腸および小腸（空腸・回腸）において4〜7時間をかけて膵液アミラーゼやトリプシンなどの膵液プロテアーゼ，リパーゼや膜上酵素であるペプチターゼなどにより分解される．食物中の栄養素が高分子から低分子に分解される過程を消化とよぶ．

　食物に含まれる糖質はグルコースやガラクトース，フルクトースという単糖類に，脂質はモノグリセリド，グリセオール，脂肪酸に，蛋白質はアミノ酸に分解され，小腸で吸収され，水分は大腸で吸収される．食べ物は食後16〜24時間で直腸に到達し，食後24〜72時間で肛門から便として排泄される．

　大腸では腸内細菌が食物残渣に作用して栄養素を分解し，水分が吸収されることで便が形成される．近年，腸内細菌は人体にとってさまざまな面で有用な存在であることがわかり始めており，医学的な注目を集めている．人体に有益な大腸菌をプロバイオティクスとよび，プロバイオティクスの増殖を促進して人体に有益な生理的効果を発揮する物質をプレバイオティクスとよぶ．プレバイオティクスには，水溶性食物繊維のほか，オリゴ糖や難消化性デキストリンなど難消化性糖質がある．

表1 プロバイオティクスに期待される効果

・腸内細菌叢を修飾して抗病原菌作用を発揮する
・腸内細菌叢を修飾して整腸作用を発揮する
・病原菌の腸管粘膜への付着を競合的に阻止する
・病原菌と栄養素を競合して病原菌の増殖を阻止する
・抗毒素物質を産生する
・感染性炎症の際に腸分泌物の変化や好中球の遊走を誘発して腸上皮の修復を促進する
・免疫機能を調整する
・癌細胞を増殖抑制する

　最近の研究では，プロバイオティクスに代表される腸内細菌叢には，2型糖尿病を含むメタボリック症候群患者に特徴的な性質をもったものが存在することが確認されている．また，プロバイオティクスによる肥満やこれに伴う動脈硬化などメタボリック症候群の予防や改善の試みが注目されており，小児の肥満予防に応用できる可能性も示唆されている．腸内細菌叢の構成変化とアレルギー疾患，潰瘍性大腸炎やクローン病難治性炎症性疾患との関連性が注目されており，腸内細菌叢の正常化のための便移植も行われるようになっている．また，ウイルス性急性胃腸炎の治療薬としてプロバイオティクス製剤は有効であり，抗菌薬投与によるクロストリジウム大腸炎の治療にプロバイオティクスや便移植の有用性が示されている．

(2) 栄養素

　食物に含まれる成分のうち，人体に取り込んで利用されるものを栄養素という．栄養素はエネルギー源になる炭水化物，脂質，蛋白質とその他にミネラルとビタミンがある．

　炭水化物は糖質と食物繊維に分ける考え方と一括して炭水化物として扱う考え方があるが，厚生労働省が示す食品成分表では，炭水化物のうち粗繊維を除いたものが糖質であると定義されている．

　エネルギー源としてみた場合，各栄養素の熱量は糖質1gが4 kcalで

あり，蛋白質 1 g も 4 kcal で，脂質 1 g は 9 kcal である．

栄養素のうち，人体を構成するものは蛋白質・脂質・無機質であり，代謝調節に関与するものはミネラル，ビタミンおよび蛋白質である．無機質には水も含まれる．

(3) 食事摂取基準

かつて「日本人の栄養摂取量」として厚生労働省によって定められていた「日本人の食事摂取基準」は，2015 年版から，その作成目的として「健康・増進」，「生活習慣病の発症予防」に加えて「生活習慣病の重症化予防」が掲げられるようになった．そして，性別，年齢階層別，身体活動レベル別の食事摂取基準に加えて，妊婦・授乳婦別に摂取基準が示されている．もちろん，必要な食事摂取量には個人差があり，今日の「日本人の食事摂取基準」では，栄養素の欠乏症を予防し，過剰摂取による健康障害が少なくなるような範囲を考慮して「推定平均必要量」，「推奨量」，「目安量」，「耐容上限量」，「目標量」という 5 つの指標が示されており，目的に応じて基準を使い分けることができる．

胎児や新生児が重篤な栄養障害に陥ると中枢神経系の機能的障害を起こすことがあり，その影響は知的発達，社会的行動の面における発達が障害されることもあり，神経発達障害など一生涯を通して問題となる影響を残す可能性は否定できない．短期的な栄養障害による成長速度の遅延は栄養の改善によってキャッチアップが可能だが，長期間に及ぶ栄養障害によってもたらされる低身長などの成長・発達の遅れは栄養を改善しても正常化は不可能であり，予防が必須である．栄養障害は人の抵抗力・免疫機能を低下され，消化管機能も低下させることが知られている．疾患と栄養障害が重なることで罹病期間の遷延化あるいは死亡率の増加が起こり得ることがすべての年齢で起こり得ると考えられている．

医療ケア現場において通常の栄養素を投与すれば十分と考えられる場合，わが国においては「日本人の食事摂取基準」に即した病院食が提供されることが多い．しかし，重篤な疾患や特殊な疾患においては，それぞれ

表2 日本人の食事摂取基準（2015年版）の一部
（厚生労働省のホームページですべての情報を含むPDFを無料で入手できる）

男児

年齢	基礎代謝基準値 (kcal/体重/日)	基礎体重 (kg)	基礎代謝量 (kcal/日)	体重増加 (kg/年)	組織増加分 エネルギー蓄積量 (kcal/日)
1〜2	61.0	11.5	700	2.1	20
3〜5	54.8	16.5	900	2.1	10
6〜7	44.3	22.2	980	2.6	15
8〜9	40.8	28.0	1140	3.4	25
10〜11	37.4	35.6	1330	4.6	40
12〜14	31.0	49.0	1520	4.5	20
15〜17	27.0	59.7	1610	2.0	10

女児

年齢	基礎代謝基準値 (kcal/体重/日)	基礎体重 (kg)	基礎代謝量 (kcal/日)	体重増加 (kg/年)	組織増加分 エネルギー蓄積量 (kcal/日)
1〜2	59.7	11.0	660	2.2	15
3〜5	52.2	16.1	840	2.2	10
6〜7	41.9	21.9	920	2.5	20
8〜9	38.3	27.4	1050	3.6	30
10〜11	34.8	36.3	1260	4.5	30
12〜14	29.8	47.5	1410	3.0	25
15〜17	25.3	51.9	1310	0.6	10

の疾患の病態に即した医療的栄養管理が実施される必要がある．この意味における栄養学が臨床栄養学であり，小児を対象にした臨床栄養学が臨床小児栄養学であると解される．

(4) 栄養素の過剰摂取と不足

- 糖質の過剰摂取は皮下脂肪の蓄積を招き，肥満を助長する．砂糖の摂りすぎは齲歯の発生のリスクとなる．糖質の過剰摂取はビタミンB_1の消費量を増加させ，ビタミンB_1欠乏症のリスクファクターとなる．糖質は，主要なエネルギー源となる栄養素であり，極端な不足は体重の減少

を招くだけではなく，生命の維持を危うくする．

- 脂質の不足はエネルギー源の不足を招き，必須脂肪酸の欠乏を生じ，コレステロールの不足は脳や神経の構成成分であるリン脂質や糖脂質の欠乏，胆汁酸，副腎皮質ホルモン，ビタミンD_1などの不足を引き起こし，発展途上国では問題になることが現在でも少なくない．しかし，日本では脂質の摂取不足よりも過剰摂取が問題であり，肥満や心疾患，乳がん，大腸がんの発生リスクを高めるとされる．過剰摂取による脂質代謝異常の増悪などさまざまな生活習慣病に糖質の過剰摂取とともに大きく関与している．

- 蛋白質の摂取過剰は特に人体に悪い影響を与えることはないと考えられているが，過剰摂取により蛋白質の代謝産物である尿素が過剰に産生される．これを尿に排泄するために水が多量に必要になり，乳児では腎臓機能が未熟であるためにより多くの水を必要とする．各栄養素から1 kcalのエネルギーを代謝するのに成人では1 mLの水が必要であるとされ，乳児用ミルクではエネルギー1 kcal当たり約1.5 mLの水を摂取できるように配慮されている．他方，長期間にわたる蛋白質の不足は，身体を構成する体蛋白質の崩壊を惹起し，著しい体重減少や貧血，成長障害を生じる．

- ミネラルは体内に約60種類も存在するといわれており，それぞれの生理的機能を果たしていることが示されている．したがって，その過剰および欠乏はさまざまな疾患を生じる原因となり得る．主なミネラルについて，疾患や異常をあげると以下のようなものが知られている．Feは欠乏すれば鉄欠乏性貧血や口内炎，爪の変形，便秘，神経過敏，発育不良や異食症を生じ，過剰であれば易感染性やヘモジデローシスによる肝障害・神経障害に加えて糖尿病の原因となり得る．Znの欠乏は皮膚炎，脱毛のほか，下痢，体重増加不良や味覚障害，易感染性あるいは貧血や褥瘡を生じ，過剰であれば銅欠乏や悪心，貧血の原因になり得る．Cuの欠乏は白血球減少，貧血，血管異常，骨粗しょう症，神経障害，発育障害の原因となり，過剰であれば溶血性黄疸，肝障害，神経障害，精神

障害，腎尿細管障害あるいは心筋症や関節炎の原因になり得る．I は，欠乏しても過剰であっても甲状腺機能低下症を起こし得るが，その際の甲状腺腫は過剰症の場合に生じるとされる．他にも，Na や Mn や Se, Mo, Co, Cr, K などの欠乏症や過剰症が知られている．
- ビタミンは 8 種類の B 群および C の水溶性ビタミンとその他の脂溶性ビタミンに分類される．水溶性ビタミンは過剰摂取しても尿中に排泄されるため，過剰症は起こらないとされる．脂溶性ビタミンは体内の脂肪中に蓄積されることから，過剰摂取により過剰症が生じることがあり得る．ビタミン A の欠乏症は夜盲症，角膜乾燥症，角膜軟化症，易感染性，発育不全を生じることがあり，過剰症は食欲不振，頭痛，関節痛，発疹，肝機能障害，皮膚剥離などを生じることがある．ビタミン D の欠乏症は，くる病や骨軟化症，骨粗しょう症などの骨塩量の減少を生じることがあり，過剰摂取は高 Ca 血症や尿路結石などを起こすことがある．ビタミン E の欠乏は血小板凝集能が亢進することがあり，ビタミン K 欠乏症では血液凝固時間が延長する．ビタミン K 過剰症では，溶血性貧血や高ビリルビン血症，肝肥大などが起こり得るとされる．
- 水は体内の恒常性の維持のために必要不可欠な成分であり，水分が過剰な場合には尿として排泄されるため，水中毒を起こすことは比較的稀であるとされる．しかし，小児，特に乳児や幼児では発熱や下痢，嘔吐などによって水分不足に陥りやすく脱水症になりやすい．しかし，年齢にかかわらず発熱に際して水分を過剰に与えると低 Na 血症を起こすことがあり，下痢や嘔吐の際に過剰な水分摂取を行う低 Na 血症や低 K 血症を起こすことがあり，注意が必要である．

3　小児の成長と食事の特徴や食育の目標

　子どもの良好な発育・発達とは，それぞれの年齢や疾患の有無など個々の状況に応じた順調な成長が心身両面にわたって認められることが基本である．そのうえで，各成長段階において可能であると考えられる日常生活ができ，その生活が次の段階の成長・発達を支えていく基礎となり得る状

況が十分に確立していることが望ましい状態である．

　ヒトは出生すると3カ月で体重は生下時の約2倍となり，身長は1年で約1.5倍となることなどは昔から多くの小児医療系教科書に詳しく記載されているが，小児期は身体発育と発達，つまり，成長と食生活には密接な関係がある．各時期に消化管機能などがどのように発達し，どのような食生活を小児が過ごすのかを理解することは，小児の食を考えるうえでの基礎となる．このような意味において，「子どもは小さな大人ではない」という小児科医ネルソンの有名な言葉がしばしば小児の栄養についても語られる．

　食欲の調節機能を脳の食欲調節中枢がしっかりと果たすためには生体リズムの確立が必要であり，乳児期からの生活習慣，生活リズムが影響することが知られている．生体リズムが整うにつれ，子どもは成人とほぼ同じ時間に食事を摂れるようになる．

　消化管や肝臓，腎臓が機能的に発達し，食物の摂取と食物成分の利用ができるようになることを食物への順応または適応という．

①新生児期：生後7日以内の早期新生児は哺乳量が少なく，胎便や尿の排泄，呼吸や皮膚からの不感蒸泄により水分が失われ，生下時に比べて体重が5〜10%減少する生理的体重減少が観察され，生後3〜5日後から体重増加に転じる．体重の増加率は25〜60 g/日以上と日間差や個人差が大きいが，児が定期的に大きな声で啼泣し，元気よく哺乳をしていれば，母乳かミルクかにはかかわらず順調な成長をしていると考えてよい．授乳の支援は，母乳かミルクか，混合かにはかかわらず，"授乳を通して母子の健康維持と健やかな母子・親子関係の形成を促進し，母親に育児に対する自信をもたせることが肝要である"という育児支援の視点が必須である．なお，新生児の腸液に含まれるラクターゼのレベルは出生時に既に成人レベルに達していることが知られている．

②乳児期：生後1カ月から1歳の誕生日までの時期であり，成長が著しく，体重1 kg当たりの推定エネルギー必要量は成人の2倍以上にな

るとされる．「日本人の食事摂取基準」によると，例えば生後5カ月までの男児は87.3 kcal/kg/日が必要であるのに対し，20歳の男性では41.9 kcal/kg/日が必要であるとされる．生後5〜6カ月頃から離乳食が開始されることが多い．授乳期と離乳期のいずれにおいても安心と安らぎのある環境での食の喜びを味わうことが大切である．離乳食が開始される時期になると，生後数日に出現する堤舌反射が次第にみられなくなり，哺乳反射から随意運動である咀嚼へと摂食行動がゆっくりと変化し，発達を始める．生後7〜8カ月で乳歯が下顎中切歯から萌出を開始し，1歳前後で8本の前歯が生え揃う．

③ **幼児期**：1歳から小学校入学前までの時期が幼児期であり，平均的には1歳半で離乳が完了し，幼児食に移行する．授乳・離乳の適切な進め方が乳幼児期の成長・発達を促すうえで重要となるといわれている．幼児期はおなかがぷっくりとした幼児体型から体重よりも身長の増加速度が上がることで細身化していく時期である．成長に従って，体重当たりの推定エネルギー必要量は次第に減少していく．胃液に含まれる塩酸の分泌量は1歳までに著明に増加し，ペプシンは2歳過ぎには成人並の分泌量になるとされ，膵液中のアミラーゼは3歳で成人レベルに達するとされるが，実際の咀嚼・消化・吸収の機能は，幼児期では一般に未熟で個人差が大きい．新陳代謝が活発で運動量も多く，日常生活の健康の維持に必要な栄養摂取を考慮する必要がある時期である．3歳頃に20本の乳歯が生え揃い，6歳頃から乳歯が抜けて永久歯が生え始めるが，この時点での咀嚼力は成人の40％程度であり，10歳でも約75％であるとされる．したがって，咀嚼能力に応じた食事内容を考える必要があるといわれている．また，いろいろな食べ物を食べる経験を積み，新しい味覚や食感を知り，食生活の広がりを得る基礎になる時期でもあり，家族や仲間と一緒に食べる楽しさを知るべき時期でもあり，食事を摂る時間的なリズムも身につけていく時期である．

④ **学童期**：小学校に入学し二次性徴の発現をみるまでの時期で，それま

でに比べて発育速度は緩慢となり，体重当たりの推定エネルギー必要量も減少する．腎臓が成人と同等に機能するようになるのは3〜4歳以降であり，肝臓の機能が成人と同等に達して食物に順応できるのは7〜8歳以降であるとされる．入学に伴って学校給食を通して食の社会性が発達していく時期でもある．幼児期後半からは栽培や収穫，調理を通じて食べ物について学べるようになるが，学童期ではそれを伸ばす時期でもある．つまり，家族や仲間と一緒の食事作りや準備を楽しむようになり，自然と食べ物のかかわりや地域と食べ物のかかわりについて教えることも有用であるとされる．高学年では二次性徴の発現は女子が約2〜3年早く出現し，身体的性差も生じようになる．自分の食生活を振り返り評価し，改善できる能力を身につける学習を食育の目標としたい．

⑤ **思春期**：二次性徴が進み，性機能は成熟に向かう時期であると同時に心理的な発達も著しい時期でもある．成人と同じ食事を摂るのはもちろんであるが，一緒に食べる人を気遣う心を養い，社会人としての食文化の理解や創生について学ばせるべき時期であるとされる．

Column

乳幼児摂食障害

　子どもは，食べることに興味がなければ，食べることはできるようにならない．乳児期に呼吸器障害や循環器障害があって経口摂取ができず経管栄養で育った場合，適切な栄養指導がなされずに食に対する興味をもてなくなる子どもがいることが知られている．また，離乳食を食べる時期になって，何らかの原因で生じた嘔吐による不快感や苦痛，吐物の匂いに対する嫌悪感などによって食に対する興味を失う子どもや，食べる量が少ないことを理由に食事を強制され，食事の楽しみを失う子どももいる．また，食事のマナーを強調し過ぎる養育者によって，食事の楽しさや食への興味を失う子どももあり得る．

　乳幼児の中には，摂食嚥下障害の原因となり得る疾患や障害がないにもかかわらず，食べることができない，あるいは困難な子ども，食べることを嫌う子どもがいる．このような状態を乳幼児摂食障害といい，「独歩もできて成長・発達に問題はなく，親の食べさせ方が悪いのだ」と周囲の人々や親が思い込んでいるケースも少なくない．乳幼児摂食障害は，以下のような項目の3～4つが当てはまる場合に，強く疑われる．

①6カ月以上の長期間の経管栄養を要した乳幼児．
②経管栄養を必要とする疾患や運動機能障害がなく，座位や立位は安定している．
③知的障害がないか，あっても軽度である．
④摂食嚥下障害を引き起こす構造的異常や機能的異常がない．

　乳幼児摂食障害を示す子どもたちは，食の楽しさや食への興味をもたせない限り，どんな摂食嚥下リハビリテーションを行っても，食べようとすることはないとされている．食の楽しさを知るという段階から，適切な食育が如何に大切かを示す事例であるといえるだろう．

【参考文献】
綾野理加．小児の摂食障害—機能・行動の両面から．臨床栄養．2016; 129 (5): 647-55.

第2章
小児の栄養評価

　小児にとって，良好な栄養状態は正常な成長が得られていることで示される．小児の成長の経過を重視し，一時点のみで評価してはならない．また，単一の指標のみを評価にするのではなく，総合的な評価が必要である．問題のある場合，栄養計画の立案と実行を行うが，その栄養計画は成長に応じて常に見直すことが必要である．

　身長や体重の成長曲線が重視されるが，頭囲，胸囲，腹囲，上腕周囲長，上腕三頭筋部皮下脂肪厚，ふくらはぎ周囲長などが身体計測の指標として用いられることもある．

　身長・体重比や年齢・身長比を確認する方法など，さまざまな方法が提唱されてきたが，確実に役立つ単一の方法は今のところ存在しない．

　ここでは，主要な評価方法について，要点を述べておく．

(1) 発育実測値とパーセンタイル法

　厚生労働省が10年ごとに全国的な調査データをもとに作成する「乳幼児身体発育値」が子どもの順調な発育をみるための目安として使用される．現在，平成22年版（2010年版）の発育値（身長・体重・胸囲および頭囲のパーセンタイル値を示すパーセンタイル曲線）が用いられている．児童・生徒では毎年4月1日の時点で満5歳から17歳の子どもを対象に調査を行って作成される「年齢別身長・体重・座高の平均値および標準偏差」が利用されている．このような指標と比較することで小児肥満や過度のダイエットや思春期やせ症，虐待による発育障害，疾病によるやせや肥満などの成長発達異常を早期発見し，子どもの健康を守ることができると考えられている．他に，標準偏差曲線を用いた成長曲線もあり，母子手帳

などにも掲載されている．この標準偏差曲線による成長曲線では，平均値を年齢ごとにプロットした曲線とともに，±SDおよび±2SDの測定値をプロットした4本の曲線が描かれている．医療従事者の場合，パーセンタイル曲線よりも標準偏差曲線に馴染みがあるという者も多いかも知れない．

(2) 子どもの栄養状態の評価

　乳児期における子どもの栄養状態の把握には，以下のことを留意する．つまり，①顔色がよい，皮膚の光沢や血色がよいこと，②皮膚を手で触れると適度に湿り気があるか，③皮下脂肪が発達していて，皮膚が緊張しているか，④筋肉を摘むと弾力があるか，⑤腹部を押すと弾力があるか，⑥機嫌がよく，よく眠るか，⑦食欲があるか，という全身所見が第一の検討対象となる．幼児では，これに加えて，食事のリズムがとれているか，離乳食に比べて食べることが可能な食品が増えているかなどに注意するとよい．学童以上では体格に関する指標に評価のウェイトが置かれるようになる傾向があるが，基本的な視点は成長の状態を把握することであることに変わりはない．さらに，身体的局所所見として外表奇形をはじめ，皮膚や舌などの粘膜の乾燥の有無，胸部や腹部の皮下脂肪や心尖拍動の肉眼的観察が可能か否か，心雑音の有無，頭髪や爪の状態，皮膚の状態，意識・精神の状態など栄養素の欠乏症や過剰症の可能性に関する所見の有無を観察することも有用である．また，疾患がある児では，それぞれの疾患の病態に関連する栄養に関係した検査値を栄養評価の指標として活用する意義がある．年長になるにつれ，生活習慣病予防の観点から検査値をみることが必要になる児の割合が増加する．

(3) 食事内容の把握

　家庭で日常的にどのような食生活を送っているのか，保護者を対象にその内容を聞き取ることである程度の把握が可能である．栄養素をバランスよく摂取するための方法として日常摂取する食品をいくつかの食品群に分

類し，どのような分類の食品を多く摂取する傾向があるのかを確かめることは，栄養の過不足の評価をするとともに栄養指導にも有用な指針を与えると考えられる．食品群の考え方としては，以下の3群方式，4群方式と6群方式がよく知られている．

- 3群方式（栄養改善普及会方式・3色食品群方式）

食品を赤，黄，緑の3群に分ける方式．赤は血や肉を作る蛋白質やカルシウムを多く含む食品群，黄は力や体温のもととなる脂質や脂肪などを含む食品群，緑は身体の調子を整えるビタミンやミネラルなどを多く含む食品群に分ける．

- 4群方式（女子栄養大学方式）

日本人に不足する傾向がある牛乳と卵を1群とし，2～4群を3色食品群方式と同じ方法で赤を2群，黄を3群，緑を4群とし，エネルギー摂取量80 kcalを1点として計算しやすい形にして実用的な食品選択法も取り入れられている．

- 6群方式（厚生労働省方式）

アメリカの5群方式を基に緑黄色野菜を独立した1群とし，計6つの基礎食品群として食品を分類している．1群は魚・肉・卵・大豆といった蛋白質が主体の食品であり，2群は牛乳，乳製品，骨ごと食べる魚，海草である．3群は緑黄色野菜であり，4群はその他の野菜と果物，5群は米・パン・めん・砂糖が入った炭水化物・エネルギー源であり，6群は油脂・種実である．

(4) 哺乳・摂食行動の評価

前記(3)とも関連するが，栄養障害を疑う場合，家族や子どもに詳細な問診や観察を行うことは原因検査を行ううえで重要である．落ち着いて食べるかどうか，口をかたくなに閉じたままかどうか，などの児の食事中

表1 小児の摂食評価のための問診の年齢別ポイント

1) 乳児: 母乳，ミルクの種類・濃度・調整方法・摂取量 　　　離乳食の回数・内容・量
2) 幼児・学童: 食事の回数と時間および内容 　　　間食の回数と時間および内容 　　　飲料の種類と量 　　　外食や中食の利用状況 　　　給食の摂取状況 　　　健康食品・サプリメントの摂取状況

保護者が菜食主義や極端な自然食思考など極端な考え方をしている場合にはその内容を詳しく聞くことが子どもの栄養評価に役立つことが少なくないとされる．また，無関心など小児虐待の有無にも注意すべきである．また，病態や病歴と栄養摂取量を考慮した栄養の欠乏や過剰を惹起する機序を論理的に突き止めていく努力が必要である．

の態度はもちろんだが，食事を世話する保護者の態度も確かめる必要があり，虐待が潜んでいることに気づく症例もある．また，子どもの咀嚼や嚥下の様子を観察することで食べる機能の障害や心理的問題の存在を疑える例も少なくない．

(5) 体格指数による判定

　身長や体重は年齢とともに大きくなり，年齢を考慮せずに計測値だけをみても栄養状態の評価はできない．そこで，測定値を組み合わせて算出する体格指数を評価基準として用いる．

　つまり，体格指数は身長に対する体重のバランスを示す比であり，肥満度を判定する際に最もよく使用される．

　肥満度とは性別・年齢別・身長別の標準体重に比べて実測体重の超過，不足分が何％に相当するかを表す指標である．

$$\text{標準体重 (kg)} = \text{身長 (m)}^2 \times 22$$

$$\text{肥満度} = \{(\text{実測体重} - \text{標準体重})/\text{標準体重}\} \times 100\ (\%)$$

という式により，算出する．

　一般的に成人では，肥満度が20％以上を軽度肥満，30％以上を中等度肥満，50％以上を高度肥満と判定する．小児では，下記の表2のような基準で肥満を判定する．

　しかし，この数値には体脂肪率が考慮されていないことに注意しなければならない．

　また，やせている場合，疾患による"症候性やせ"と疾患によらない"体質性やせ"があり，後者では成長速度の異常や身体所見の異常は認められない．肥満がある場合には，疾患による"症候性肥満"と疾患によらない"単純性肥満"がある．肥満児は高身長で骨年齢が高く，思春期発来も若干早い傾向にあり，成長率は正常もしくは増加を示す子どもの多くは単純性肥満であるとされる．

表2 肥満度による肥満とやせの判定

身長70〜118cmの幼児		6〜17歳の児童・生徒	
	肥満度（％）		肥満度（％）
やせ過ぎ	−20未満	高度のやせ	−30未満
やせ	−20以上，−15未満	やせ	−30以上，−20未満
正常	−15以上，+15未満	正常	−20以上，+20未満
太り気味	+15以上，+20未満	軽度肥満	+20以上，+30未満
やや太り過ぎ	+20以上，+30未満	中等度肥満	+30以上，+50未満
太り過ぎ	+30以上	高度肥満	+50以上

- カウプ（Kaup）指数：生後3カ月から6歳までの乳児，幼児に使用される．年齢によって判定基準が異なることに注意する．カウプ指数は体重（g）を身長（cm）の2乗で除した数を10倍したものとして算出される．

$$\text{カウプ指数} = \frac{\text{体重 (g)}}{\text{身長 (cm)}^2} \times 10 = \frac{\text{体重 (kg)}}{\text{身長 (m)}^2}$$

カウプ指数は学童期以上で用いる BMI (Body Mass Index) に相当する指標である.

表3 カウプ指数による肥満〜発育状況の判定

	やせ過ぎ	やせ気味	標準	肥満傾向	肥満
3〜11カ月	〜14.5	14.6〜15.9	16.0〜18.0	18.1〜20.0	20.0〜
1歳	〜14.5	14.6〜15.5	15.6〜17.5	17.6〜19.5	19.6〜
1歳6カ月	〜14.0	14.1〜15.0	15.1〜17.0	17.1〜19.0	19.1〜
2歳	〜13.5	13.6〜15.0	15.1〜16.5	16.6〜18.5	18.6〜
3歳	〜13.5	13.6〜14.5	14.6〜16.5	16.6〜18.0	18.1〜
4歳	〜13.0	13.1〜14.5	14.6〜16.5	16.6〜18.0	18.1〜
5歳	〜13.0	13.1〜14.5	14.6〜16.5	16.6〜18.5	18.6〜

- ローレル (Rohrer) 指数: 学童期 (7〜12歳) の肥満度の判定に用いられる.

$$\text{ローレル指数} = \frac{\text{体重 (kg)}}{\text{身長 (cm)}^3} \times 10^7$$

ローレル指数が 100 以下をやせ過ぎ, 101〜115 をやせ気味, 116〜144 を標準, 145〜159 を太り気味, 160 以上を太り過ぎと評価することが多いが, これは身長が 150 cm 以上の場合であるとされる. 肥満と判定されるローレル指数は, 身長によって異なり, 身長が 110〜129 cm では 180 以上, 130〜149 cm では 170 以上を肥満と判定するべきである.

- BMI (Body Mass Index): 学童期以上で用いられる体格指数であり, 肥満度指標ともよばれ, 国際的に用いられている.

$$\mathrm{BMI} = \frac{体重\,(\mathrm{kg})}{身長\,(\mathrm{m})^2}$$

（カウプ指数と計算は同じであるが判定基準が異なる）

表4 BMIの判定

BMI	～18.4	18.5～25	25.1～29.9	30～34.9	35～39.9	40～
判定	やせ	正常	肥満（1度）	肥満（2度）	肥満（3度）	肥満（4度）

　日本では，BMIが22の場合に最も疾患が少ないという理由から，標準体重（理想体重）はBMIの22を用いて以下の式で計算される．ただし，この22という値は十分なエビデンスのない暫定値であり，将来は変更される可能性も排除できない．

(6) 栄養にかかわる血液・生化学検査

　食事調査と平行して身体計測，成長曲線，発育指数（体格指数），身体所見などにより総合的かつ客観的な栄養アセスメントを行い，同時に食生活がもたらす満足感，充実感など心理的な面での評価の必要性を考慮する．

　レチノール結合蛋白（RBP），トランスフェリン（Tf）およびトランスサイレチン（プレアルブミン＝TTR）は，血管外のプールが少なく，吸収不良症候群など比較的慢性的な栄養不良で低下するアルブミンよりも半減期が短く，栄養アセスメントに有用なRTP（Rapid Turnover Protein）とよばれている．

　RBPが低値となるのは，栄養不良のほか，炎症性疾患，肝細胞障害，甲状腺機能亢進症，ビタミンA欠乏症などであり，腎不全では糸球体濾過機能の低下から高値を示す．この蛋白質の半減期は16時間と短い．

　Tfは，栄養不良，炎症性疾患，肝細胞障害，悪性腫瘍では低値となり，鉄欠乏性貧血では高値を示す．Tfの半減期は7～10日である．ネフローゼ症候群ではアルブミン同様に腎臓からの喪失により低値を示す．

TTRが低値となるのは，栄養不良のほか，炎症性疾患，肝細胞障害である．血液中においては，TTRとRBPが結合した複合体として存在しており，腎不全では高値を示すことが知られている．TTRの半減期は約2日である．

　栄養不良では，血糖値が低くなりやすく，末梢血総リンパ球数が減少することがある．また，低栄養あるいは極端な糖質制限食を摂っている場合には，尿中ケトン体が強陽性になることがある．蛋白質が不足するとBUNが低値を示す．その他，個々の症例の状態によって，ミネラル（体内の微量元素）や電解質あるいはビタミンの欠乏や過剰による異常を考慮する必要がある．

(7) 臨床における小児に適した確実な栄養アセスメント方法はあるのか？

　海外でも日本でも，1973年にWaterlowらが示した身長と体重の割合による小児の体格分類（Lancet. 1973; 14 (2): 87-9）を伝家の宝刀のように使用している医療施設もあるが，40年以上前の外国の子どもたちのデータを今の日本の子どもたちに当てはめるには無理があり，客観性はないと考えられる．

　米国では，2000年になって，1) 病気の種類，2) 痛みの有無，3) 食欲の有無，から栄養状態を把握しようとする試みが発表された（Am J Clin Nut. 2000; 72 (1): 64-70）が，これも十分な客観性があるとはいいがたく，あまり普及していない．その2年後にSTAMP©という評価方法が米国で発表され，主流になっているとされるが，体重の評価や疾患の分類とその影響に関する評価は改善の余地があるとする意見が多く，わが国で用いるには十分とはいえない．

　英国では，わが国と同様に成長曲線を用いた評価が行われており，チーム医療として食事摂取量の評価は栄養学の専門科によって行われている点も含めてわが国と似ていると評価されることが多いようである．

　いずれにせよ，世界のさまざまな研究報告はあるものの，一つだけで

十分だといえる評価法はなく，本章で示したさまざまな評価法を併用し，個々の児について個別に総合評価を行うことが最も妥当な方法であると考えられる．

第3章
小児栄養ケアの基本

　何らかの栄養障害による疾患の場合，その栄養障害を解消する食事を必要十分に摂取させることで治療が可能である．全体的な栄養障害であれば全体的な栄養所要量を評価し，それに基づいた適切な栄養を摂取できるように調整を行う．特定の栄養素が不足して生じている疾患であれば，全体的な栄養バランスを考慮しつつ不足している栄養素を効果的に摂取できる食事の管理を行うことで対応できる．また，特定の栄養素を消化管から吸収できない場合には，摂取する代替方法を検討し，補助的な摂取方法を立案し実施，管理することで対応できる．さらに，特定の栄養素を摂取することが疾患の重症化に繋がる場合にはその栄養素を投与せず，代替となる栄養素を投与するなどの工夫を行って栄養管理を実施する．このように，症例にあわせて栄養を管理することは医学的な治療手段ないし補助治療手段となる．第2章でも述べたように，小児の成長に合わせて栄養評価を繰り返し，常に最適な必要栄養量を検討し，小児の栄養管理に供する必要がある．

1　小児に対する栄養投与量に関する基本事項

　年齢，性別に応じた栄養投与量，エネルギー投与量，蛋白質投与量を設定する．わが国では厚生労働省による「日本人の食事摂取基準」によって，栄養素の推定平均必要量や推奨量が示されており，経口摂取が可能な小児に対しては，基本的にこの食事摂取基準に基づいた食事摂取を目指すことが適切であると考えられている．

　成長発達過程にある小児は，新生児・乳児・幼児・学童などと成長段階によってエネルギー代謝が異なり，さらに病態によってもエネルギー消費

量は変化する．したがって，個々の小児の成長曲線による身長・体重の評価を行いながら血液検査も加味して，栄養投与量が適切か否かを評価しながら，栄養管理を進めていかなくてはならない．再評価は必須であり，細やかな調整が必要である．

　JSPEN（日本静脈経腸栄養学会）による『静脈経腸栄養ガイドライン第3版』を参照すると，小児のエネルギー必要量（TEE）は年齢，体重に合わせて推定し，個々の患児の病態，投与経路に応じて調節するとされている．また，蛋白質の必要量は年齢によって異なり，年齢と体重から推定される必要量を求め，エネルギー同様に病態に応じた調整を行う必要がある．小児期における脂肪必要量は，経口・経腸栄養施行時には，新生児期および乳児期では総エネルギー量の40〜50％に設定し，それ以降では20〜30％程度に設定する．また，TPN（Total Parenteral Nutrition）施行時には，脂肪乳剤を0.5 g/kg/日から投与を始め，1〜2 g/kg/日を目安としてゆっくりと増量する．また，静脈栄養および経腸栄養では，年齢に応じた1日当たりの必要な量の微量元素やビタミンを投与する．

　エネルギー必要量は，WHOの算出式やSchofieldの式などを用いて推定されることもある．わが国では10歳以上であれば1918年に発表された米国のハリス−ベネディクトの計算式が利用されることもある．また，1957年に公開されたホリデーらの小児の体重に基づいた計算式が用いられることもある．ただし，これらの計算式によって得られる値は，厚生労働省による「日本人の食事摂取基準」の食事摂取量の値とは一致しないことを意識する必要がある．また，この食事摂取基準は健常な小児を対象に策定されたものであり，静脈栄養・経腸栄養ではその通りに投与することは困難で，病状によっては必ずしも適正な投与量ではないこともあり得るとする成書もある．

2　栄養投与量を考えるうえでの注意

　現在，世界ではいろいろな計算式によって栄養投与量が算出されているが，必ずしも万人に有効な計算結果が得られるわけでもなく，なかには考

案されてから100年ほど改良されていないものもあり，わが国の子どもたちに単純に当てはめるのは適切性を欠く．

わが国では，厚生労働省が定期的に「日本人の食事摂取基準」を定めて公開しているが，現時点ではまだ確定したものではなく，試行錯誤の部分があることは否めない．したがって，常に新しい情報を得ながら，より適切な栄養投与量を模索する必要があり，そのためにも対象となる個々の子どもたちの成長曲線をフォローし，適正な成長・発達が維持できているかを含めたアセスメントを繰り返しながら，栄養投与量や栄養投与方法を考える必要がある．その際には，日本静脈経腸栄養学会のガイドラインやWHOなどの基準に関する情報も参考にすることが薦められる．疾患に対する食事療法では，治療に対する反応を評価すると考えれば理解しやすいであろう．

いずれにせよ，計算式やガイドライン，食事摂取基準によって示される栄養量は基本的には健康な子どもたちに対する栄養量の目安であるから，患児一人一人の病態を考慮した調整を行わなければならず，栄養管理はまさしくオーダーメイド医療の典型である．

3　目安となる静脈栄養投与量

「日本人の食事摂取基準」は健常な日本人を対象にした経口食事摂取量を示したものであり，静脈栄養投与量は示されていない．そこで，日本静脈経腸栄養学会のガイドラインやさまざまな文献などを参考に各施設によって，それぞれの目安を策定して使用していることも少なくない．以下に著者が利用しているものを一例として示す．

表1 静脈栄養における1日投与量の例

	新生児	乳児	1〜3歳	4〜6歳	学童	12歳以上
水分 (mL/kg)	80〜100	100〜200	80〜100	70〜90	60〜80	30〜60
熱量 (kcal/kg)	60〜80	70〜90	60〜80	50〜80	50〜70	30〜50
アミノ酸 (g/kg)	1.3〜1.7	1.5〜2.0	1.3〜1.7	1.3〜1.7	1.3〜1.7	1.3〜1.7
脂肪 (g/kg)	1.0〜2.0	1.0〜2.0	1.0〜2.0	1.0〜2.0	1.0〜2.0	1.0〜2.0

静脈栄養での蛋白質はアミノ酸として投与されるが，炭水化物の投与量については十分な科学的根拠がなく，総エネルギーの40～50％とされている．また，脂質は新生児と乳児では総エネルギー量の40～50％，幼児期以降では総エネルギーの20～30％とするという成書もある．いずれにせよ，小児は発達段階によってエネルギー代謝が異なり，体重や年齢に合わせたきめ細かい栄養投与量の設定が必要であるとされる．

　市販の静脈栄養剤や経腸栄養剤の多くは成人用として開発されたものが多く，それらの安易な利用は栄養学的に不適切な場合が少なくなく，複数の製剤を利用して調整する，あるいは，小児用製剤を選ぶなど，症例に応じた工夫が必要である．特に，市販の中心静脈栄養製剤は小児にとってアミノ酸の負荷が大きく，ビタミンや微量元素の投与量も大きく異なっているため，医療機関での自家調整は必須であるといえるだろう．

　成人でも小児でも，その病態から腸を使った経腸栄養が可能であれば，静脈栄養だけに限定するのではなく，より生理的な経腸栄養を併用することが望ましい．その際にはエレンタール®Pに代表される残渣が少なく消化される必要がない成分栄養剤を使用する．ただし，エレンタールPは浸透圧性下痢を惹起しやすいので，低濃度から開始すべきであり，セレン欠乏などを起こさないようにテゾンなどを添加して微量元素を補給する必要がある．

4　栄養投与法の基本

　栄養は，基本的には最も生理的な投与方法である経口投与を最優先に行うべきであることは小児でも成人でも同じである．しかし，患者がかかえる病態や何らかの要因により経口摂取が十分にできない場合，他の栄養方法を選択することになる．しっかりと静脈栄養を行いつつ経口摂取が可能になるのを待つことができる症例もあるが，エネルギー消費量が多い疾患の場合，2～3日経過しても経口による食事量が増えてこない場合には経鼻胃管（経鼻カテーテル）などを用いて積極的に経腸栄養を試みるべき症例は少なくない．胃や十二指腸に機能障害や通過障害が考えられる場合

や誤嚥のリスクが考えられる場合などでは，小腸（空腸）への経鼻カテーテル留置が行われ，長期化する場合の幽門後栄養法としては小腸瘻（空腸瘻）の増設や経胃瘻的空腸チューブ（PEG–J）の留置が考慮される．

嚥下が不完全もしくは不可能な症例，病態による摂食不良あるいは化学療法など薬剤の副作用などによる食欲不振や全身倦怠感による経口摂取不良により必要な栄養摂取ができない場合，経鼻・経口カテーテルを使用して経腸栄養を行う．カテーテルは，定期的に交換する方法，あるいは，栄養投与時に挿入し投与終了後に抜去する方法のいずれを採用してもよいとされている．

欧米のガイドラインなども加味すると，経腸栄養の対象疾患としては，経口摂取障害，消化・吸収障害，消化管運動障害，臓器障害による必要栄養量の増加（腎臓・心臓・肝臓疾患，熱傷など），成長障害あるいは慢性栄養障害，クローン病，代謝疾患などがある．

経腸栄養剤は，乳児期までは母乳を第一選択とする．ミルクアレルギーの症例では，アレルギー用ミルクを選択する．また，先天代謝異常症など病態への配慮が必要な場合には，それぞれに応じた特殊ミルクを使用することもある．

平成24年度厚生労働科学研究費補助金（厚生労働科学特別研究事業）による『先天代謝異常症等の治療のために特殊調合した調整粉乳（特殊ミルク）の効果的な使用に関する研究』の成果を基に作成された「特殊ミルクの適応症と食事療法ガイドライン」には，先天代謝異常症のほか，腎臓・内分泌・神経・消化管疾患なども対象として，特殊ミルクを用いたガイドラインが示されている．

特殊ミルクの成分と適応疾患は，恩賜財団母子愛育会から年1回発行される『特殊ミルク情報』に掲載され，主治医が「特殊ミルク供給申請書」に必要事項を記載して医療機関から申請を行うと，その医療機関の管理栄養士などの栄養部門関係者を主な窓口として入院および外来通院中の患者に対して特殊ミルクが供給される．その供給開始時および経過中には，患者やその家族に対して供給の仕組みや家庭での使用に関する教育を行い，

適切な栄養管理が円滑にできるように配慮しなければならない．

　消化吸収障害がある症例では，エレンタールPのような小児用成分栄養剤を使用し，幼児や学童では，リソース®ジュニアやアイソカル®ジュニアなどの小児用経腸栄養剤を使用することが多い．やむを得ず成人用経腸栄養剤を小児，特に乳幼児に投与する場合は，蛋白質負荷によるBUN上昇に注意して投与量を調整し，長期に及ぶ場合にはビタミンやカルシウムなどのミネラルの不足にも注意する必要があり，栄養評価を血液検査も利用して行うべきである．なお，最近は微量元素やカルニチンなどを添加した製品もある．

　経腸栄養ができない病態がある場合や経腸栄養単独では十分な栄養補給ができない場合には，経静脈栄養の適応となる．小児にも使用できる末梢挿入式中心静脈カテーテル（PICC）は，局所麻酔を用いて留置し，中心静脈栄養（TPN）を実施することが推奨されている．アミノ酸製剤は原則的にプレアミン®-Pのような小児用製剤を使用すべきであるとされているが，特に新生児や乳児には小児用製剤が強く望まれるとされる．

　カテーテルによる経腸栄養剤投与だけではエネルギー投与量が十分に確保できない場合にPICCを留置して静脈栄養を併用することを"補完的中心静脈栄養"（supplemental parenteral nutrition：SPN）とよぶ．経腸栄養を開始して4～7日目で十分な栄養を投与できない場合には，速やかにSPNを追加すべきである．PICCは，局所麻酔剤と軽度の鎮静を用いてエコーガイド下に上腕静脈から留置する方法が有用であり，PICU（小児集中治室）でも頻用されている．

　小児，特に乳幼児では，末梢静脈栄養（PPN）を行うための末梢静脈の確保が難しい症例が少なくないうえに小児用PPN製剤がないこともあり，あまり行われない．学童以上で比較的末梢静脈が確保しやすい症例では，PPNを実施する場合もある．しかし，末梢静脈栄養単独で十分な量の栄養を投与することは困難であり，PPNはあくまでも補助的な方法である．より長期に多量の栄養を投与する必要がある場合，PICCによる中心静脈栄養が有用であるが，その場合も治療による病態の改善に合わせて

できるだけ早期に経腸栄養を併用すること，および経腸栄養への移行を目指すべきである．

末梢静脈は，600 mmOsm/L 以上の高い浸透圧の輸液を行うと静脈炎を生じる．そのため，濃度が10％程度の糖電解質の使用が安全な投与の上限となると思われる．

経鼻・経口カテーテル（栄養チューブ）留置で誤嚥のリスクが高まる場合や患者が自分でカテーテルを抜去してしまう，あるいは長期的な経腸栄養を継続して行う必要がある栄養障害を伴う慢性疾患（肺疾患，先天性心疾患，腎不全，AIDS，短腸症候群，クローン病など），脳性麻痺，腫瘍（特に頭頸部腫瘍）や慢性特発性偽性腸閉塞症などの場合には，経皮内視鏡的胃瘻増設術（percutaneous endoscopic gastorostomy：PEG）の適応となる症例があるとされる．

どの栄養法であっても，それぞれに合併症が発症する可能性があり，栄養管理方法とともに合併症対策について十分な知識をもったスタッフによるサポート体制が必要である．

なお，経腸栄養の禁忌は少なく，消化管穿孔，閉塞性イレウス，麻痺性イレウス，汎発性腹膜炎，消化管虚血，一部の消化管出血などが禁忌としてあげられるだろう．

5　経口栄養摂取法の要点

母乳は生後5カ月頃までは単独で十分な栄養を供給できる栄養源であるが，新生児や乳児の日齢・月齢に伴う発達状況などの個人差により哺乳パターンに多少の違いが生じることは少なくなく，児による自律的な哺乳要求に応じる自然な授乳（自律授乳）が最も適しているが，母親の疲労なども考慮して必要に応じて哺乳時間をずらす修正自律授乳を採用することもあってよい．1回の授乳時間はおよそ10～20分であり，最初の5分程度で1回の必要量の半分を哺乳するとされる．哺乳時間が30分を超えるような場合は，他の所見と合わせて母乳不足や児の心肺機能の問題を疑うこともある．4～5日間の体重変化から1日当たりの体重増加を評価

し，栄養の不足の有無を評価する．

　ミルクは粉ミルクの調製説明書に日齢や月齢ごとの一般的な哺乳量が記載されており，実際には個々の児の要求に合わせて調乳量を調節する．調製から2時間を経過したミルクは細菌が増殖している可能性があり，廃棄する．ミルクの再加温に電子レンジを使用すると栄養素が破壊される恐れがあり，使用しない．

　離乳食は生後5〜6カ月頃から，乳児の摂食機能の発達に合わせて開始し，進めていく．離乳食は消化機能を発達させる役割と栄養を補助する役割をもつ．すりつぶした固形物を摂取し始めることが離乳の開始であり，生活のリズムが整うとともに形のある食物を噛みつぶすことができるようになって必要な栄養の大半を母乳やミルク以外の食物により摂取できるようになることを離乳の完了とよび，生後12〜18カ月頃である．

　幼児期では，成人に比べると体重1kg当たりの必要栄養量はより多い．しかし，成人に比べるとまだまだ消化吸収機能が未熟であり，1日3回の食事では十分な量の栄養素の摂取は困難である．そのため，不足分を補う方法として間食が必要となる．間食による栄養摂取量は1日必要量の10〜20％が適切であるとされている．また，1日3回の食事リズムを崩さないように間食の時間を定めておくことが大切である．間食は，家族や友人とのコミュニケーションツールともなる．

　学童期・思春期は乳児期に次ぐ第二の成長発達が著しい時期である．したがって，適正な栄養管理が必要である．同時に誤った情報に基づく不適切なダイエットによる健康障害が起こりやすくなる時期でもあり，食事や運動に関する適切な教育も必要となることが少なくない．学校給食や食事に対する社会的な影響など多角的な視点が必要となる．

6　経管栄養実施方法の要点

　経鼻胃管（経鼻胃カテーテル，NGチューブ）の利用は最初に試みるべき経腸栄養のルートであるとされる．胃の利用に問題がある場合には，既述のように経鼻十二指腸・空腸チューブを利用する．一般的にはその経管

栄養の実施期間が4～6週を超える場合を長期化と考えることが多く，胃瘻増設の適応を家族の考え方や患者の状態を含めて検討する．高齢者や小児では胃瘻増設時の鎮静ないし全身麻酔の適否を検討することも必要になる．

(1) 経鼻胃管（NGチューブ）の挿入と留置

　鼻→耳介→剣状突起を結ぶ点を通過する線の長さをチューブを挿入すべき距離として概算し，鼻腔にフィットする太さのチューブを選択する．顔の表面に対して垂直方向にゆっくりと挿入し，患者の嚥下に合わせてゆっくりと挿入する．留置に際しては，送気聴診法で胃内にあることを推測したうえで，挿入した鼻孔の同側の頬骨に布絆創膏など皮膚のかぶれが少ない素材のテープで固定し，原則としてX線撮影による留置位置の確認を行う．気道内への栄養剤や薬剤を誤投与する致命的な事故を防止するための鉄則は，チューブの誤挿入を防止することである．

(2) 経鼻十二指腸・空腸チューブ（EDチューブ）の挿入と留置

　鼻腔にフィットする太さのチューブを選択し，X線透視下でガイドワイヤーを使用して挿入する方法が最も簡便で迅速に実施できる．十二指腸よりも空腸に留置した方が嘔吐が少ないとされ，できるだけ空腸に留置する．上部消化管内視鏡を利用した挿入も可能である．ICUなどで実施する際に透視室に移動できない症例に対しては，内視鏡を用いることが多い．NGチューブのようなブラインド挿入法を行わざるを得ない環境下では，熟練者による慎重な実施が望ましい．

(3) 胃瘻の作成方法

　PEGによる胃瘻を作成する前に術前検査として正面像に側面像を加えた消化管造影検査もしくは消化管造影CT検査を行う．この画像検査で，胃と腹壁の間に腸管や肝臓などが存在する場合や身体の変形などの理由で胃が肋弓よりも頭側にある症例は胃瘻を増設するために消化管内視鏡を単

独で使用するのではなく，補助的に腹腔鏡を併用する腹腔鏡補助下 PEG（LAPEG）を実施する．ただし，先天性食道閉鎖症のように LAPEG の実施が困難な症例では開腹手術による胃瘻の作成を選択する．胃瘻を作るチューブは胃内から皮膚に向かって挿入するタイプもあるが，一般的には体表側から胃内に向かって挿入し，胃壁と腹壁を縫合するための縫合器を体表から穿刺して内視鏡で胃内での縫合針の位置を確認しながら作業を進めるキットが使用可能で，外科医ではなくても操作が可能である．体表から挿入される短い胃瘻カテーテルには体表側からみた形状の違いでボタン型，チューブ型に分類され，胃壁に接する部分の形状でそれぞれバルーン型とボンバー型に区別される．小児では，ボタン型のバルーン型が手が届きにくく，交換時に疼痛が少ないとの理由で選択されることが多い．胃と体表の間の瘻孔が完成するには約 2 週間が必要だが，胃瘻は術後約 24 時間で栄養投与に使用できる．胃瘻カテーテルは 1 ～ 2 カ月に一度交換するが，その際には内視鏡または X 線画像検査により交換が適正にできていることを確認するべきである．18Fr 以上の太さがある胃瘻カテーテルを通過させることが可能なポータブル型内視鏡も発売されている．

(4) 空腸への栄養チューブの留置

　胃瘻を作成し，そこから空腸へ留置する経胃瘻的空腸チューブ（PEG–J）が比較的利用しやすいとされ，体外部分がボタン型をした小児用の製品も販売されている．このタイプはトリプルルーメン構造になっており，空腸への栄養剤の投与と同時に胃内容物を吸引できる．小児に対して開腹による Witzel 法などによる空腸瘻の利用は，腸閉塞や皮膚の汚染度が高くなるなどのリスクが高く，あまり用いられなくなっている．

(5) 経管栄養剤投与の管理

　経管栄養剤を胃瘻や空腸瘻から投与する際に，最も問題になるのはダンピング症候群である．ダンピング症候群は，特に ED チューブや空腸瘻あるいは PEG–J を実施した症例でみられる可能性が高く，原因に応じた

表2 ダンピング症候群

	早期ダンピング症候群	後期ダンピング症候群
発生時間	注入直後〜約30分後	注入後1時間以上後
原因	高浸透圧栄養剤による水分バランスの乱れ	急速な糖吸収による高血糖によるインスリン過剰分泌
症状	嘔吐・腹痛・冷汗・動悸・呼吸促迫など	低血糖症状（冷汗・意識障害など）

対策が必要である．空腸への栄養剤投与には経腸栄養ポンプを使用して2 mL/kg/時の速度で投与することが一般的である．栄養剤は常温で投与するが，下痢の際に加温して投与することも多いが，加温の有用性についてのエビデンスは定かではない．栄養チューブが詰まることがあり，注入後の微温水によるフラッシュや10倍希釈酢酸水充填などが行われる．設置しているカテーテルの部品の破損が生じた場合は，速やかな交換を行う．腹圧が高いと胃瘻漏れにより腹部が汚染されることがあり，ティッシュペーパーで作成した"こより"を体外部品に巻きつけてガーゼで覆っておくと管理がしやすい．カテーテルが接する部分に不良肉芽ができることがあるが，20%硝酸銀溶液を塗布し，乾燥後に十分な量の生理食塩水で洗浄して，ステロイド軟膏を塗布すると改善する．しかし，大きなものは電気メスで切除することもある．

　半固形化栄養剤やミキサー食は胃食道逆流減少や下痢，ダンピング現象が起こりにくいことから，閉塞しないように16〜18Fr以上の太いチューブを用いて短時間でのボーラス注入を行うことができて便利であるが，各種のトロミ剤には保険適用がなく，患者の自己負担となり，時に便秘になることがあるが，腸閉塞の発症は稀であるとされており，患者のニーズに合わせて実施を考慮する．なお，長期間にわたって低栄養にあった患者に対して急速な高エネルギー栄養管理を行うとリフィーディング症候群が生じる可能性があることにも注意が必要である．これは，低P血症，低Mg血症が出現するとともに発熱，意識障害，心不全，痙攣，呼吸

不全などを生じる現象である.これを回避するために,栄養投与治療開始時の体重×10 kcal/kg/日からカロリー投与を開始すると安全なことが多いといわれている.

Column 栄養に関するガイドライン

　今日,わが国では2013年5月に改定された日本静脈経腸栄養学会がまとめたガイドラインである"静脈経腸栄養ガイドライン"が標準的に用いられており,その第3部には小児の栄養管理がまとめられており,本書でも参考にしている.しかし,採用されているエビデンスの多くは海外のデータに基づくものであり,わが国の小児を対象に検討したエビデンスの蓄積が求められる.

　一方,アメリカの栄養学会であるASPEN (The American Society for Parenteral and Enteral Nutrition) による小児肥満に対する食事療法を取り入れている施設もあれば,2010年に発表されたESPGHAN (European Society for Paediatric Gastroenterology Hepatology and Nutrition) による経腸栄養ガイドラインを採用している施設もある.

　いずれのガイドラインであっても,さまざまな合併症が発生する可能性はあり,その対応を含めた知識のある各医療スタッフが多職間にわたって協力可能なサポート体制をとって業務に取り組むことが必要である.

第4章
さまざまな病児に対する栄養管理

1 新生児・乳児

　新生児や乳児期初期の栄養の標準は母乳である．母乳には，蛋白質が消化されやすいリパーゼが含まれている，長鎖多価不飽和脂肪酸やタウリンなどが含まれるという栄養面でのメリットのほか，分泌型 IgA やラクトフェリン，マクロファージや T リンパ球などが含まれるという免疫に関連するメリット，感染症やアレルギー疾患，乳児突然死症候群などの頻度の減少に繋がるというメリットや，母子関係の確立などによる発達面のメリットなどがある．母乳によって水分管理もできる．ただし，母乳を禁止すべき場合があることも知っていなければならない．産道で母親から児へ正常細菌叢が引き渡され，母乳栄養によってさらに口腔や腸内あるいは皮膚の正常細菌叢を母親から受け取ることはメリットである．

　ただし，母乳栄養ではビタミン K が不足しやすく，人工乳にはビオチンが少ないものもあり，それぞれの欠乏症を予防する必要がある．

表1 母乳を与えてはいけない場合

1) 乳児が古典的ガラクトース血症であると確定している場合
2) 母親が以下の状況にあるとき
　・HIV 感染症
　・抗レトロウイルス薬の内服中
　・未治療もしくは活動性の結核患者
　・HTLV（Type I または II）に感染している
　・違法薬物を使用しているか，その依存症である
　・癌の化学療法で代謝拮抗薬などの DNA 複製阻害薬や細胞分裂を阻害する薬剤投与中
　・放射線治療実施中

(A) 病態について

　正常正期産新生児に比べ，早期産児は細胞外液の占める割合が多く，出生後の生理的体重減少が大きくなる原因となるほか，低体温や脱水を起こしやすい．また，早期産児や低出生体重児では腸管の未熟性に起因する壊死性腸炎や胎便関連性腸閉塞症（胎便性イレウス）が起こりやすく，前者は循環不全や感染が原因となり得るとされ，後者は水・電解質異常も発症に関与するとされる．また，十二指腸や食道，空腸など消化管の先天性閉塞症がある新生児もしばしば栄養管理が必要になる．経腸栄養カテーテルを用いた早期経腸栄養法は，空腸を含む上部消化管閉鎖がある先天性消化管外科疾患に応用でき，空腸に母乳を投与することもある．ただし，空腸への栄養の注入では，腸管の馴化（栄養剤の受け入れに馴れること）に時間を要することもある．

(B) 栄養法のポイント

　早期産児・低出生体重児および病的新生児で疾患がある場合，経腸栄養が不可能な場合には，まず末梢挿入式中心静脈カテーテル（PICC）による中心静脈栄養（TPN）を考慮する．短期間の補助的静脈栄養でよい場合には，末梢静脈栄養を考慮してよい．静脈栄養を実施する場合には，特に低血糖に注意する．

　静脈栄養では，在胎週数，日齢，体重を基にしてエネルギー投与量を決定し，病態に応じた調整を行う．ただし，在胎児週数に比べて出生体重が少ない SFD（small-for-date）児では胎内での発育遅延により体重が少ないため，出生体重で必要水分量やエネルギー投与量を計算すると，実際の必要量よりも少なく必要量が見積もられ，水分やエネルギーが不足する原因になり得る．これを回避するためには，在胎週数が同じ児の平均的な出生体重を利用して計算値を補正すると過不足が少なくなると考えられている．

　経腸栄養が実施可能な場合には，できるだけ早期に母乳による経腸栄養を行い，母乳のみで不足する場合には，人工乳を併用する．ただし，消化

吸収機能の障害がある場合には，エレンタール P などの新生児・乳幼児用成分栄養剤の使用も考慮する．なお，母乳のみで十分な体重増加が得られない場合には，人工乳のほか，母乳強化物質や低出生体重児用人工乳の使用を考慮することも勧められる．

人工乳の併用では，ミルクアレルギーにも注意を払う．もしもミルクアレルギーが疑われる場合には，蛋白質を加水分解した人工乳もしくは新生児・乳幼児用成分栄養剤の使用を考慮する．

新生児の未熟な肝機能により，静脈栄養では肝障害が生じやすいが，少量でも経腸栄養を併用することで，腸肝循環の改善による肝障害の予防効果が期待できるといわれている．

(C) アセスメント

基本的なアセスメントとしては，産科情報のほか，Dubowitz 法から進化した Hammersmith 新生児神経学的検査などの新生児成熟度評価法を含めた診察を行い，呼吸・循環障害の有無，筋緊張，活動性を評価し，腹部膨満の有無や嘔吐の有無，吐物の性状，排便の状況，便性などにより消化管機能を評価する．出生時の栄養評価も行うのは，もちろんである．

日本静脈経腸栄養学会による静脈経腸栄養ガイドラインも参考に，アセスメントを進めると比較的便利であると思われる．

在胎 36 週未満の早期産，低出生体重児および病的状態で経腸栄養が困難な新生児は，経腸栄養が十分に実施できるようになるまでは静脈栄養の適応となる．静脈栄養施行中に経腸栄養が可能となった場合には，速やかに経腸栄養を開始し，状態をみながら併用から順次，移行へと進めていく．

在胎 32 ～ 34 週以降に出生した新生児では，病的状態であっても呼吸・循環障害や消化管機能障害がなければ，早期に経口栄養を開始する．在胎 32 ～ 34 週未満に出生した早期産児や呼吸・循環が不安定な新生児では，経鼻・経口からの栄養カテーテルにより経腸栄養を行う．

経腸栄養剤の投与は少量から開始し，モニタリングしながら増量し，目

標量に達するまで十分な馴化時間を設定する．

　疾患がある児では，その疾患の病態を理解した栄養計画が必須であることは強調し過ぎることはない重要事項であり，馴化時間も病態を考えて設定すべきである．

(D) 栄養法の進め方

- 静脈栄養

　すべての新生児で，最低でも 50〜60 kcal/kg/日以上のエネルギーの投与から開始する．約 5〜7 日の馴化期間をかけて達成する目標値は，成熟新生児では 80〜100 kcal/kg/日，低出生体重児では 100〜120 kcal/kg/日である．低血糖に注意しながら静脈栄養を行う必要がある．アミノ酸を蛋白質量に換算して 1.5 g/kg/日以上とし，最大 3 g/kg/日を超えないように注意する．脂肪投与量は，エネルギー総投与量の 25〜40％とし，具体的な量としては，開始時は 0.5 g/kg/日とし，徐々に増加させ 1.5 g/kg/日以上とし，最大 2〜3 g/kg/日までとする．総合ビタミン剤や微量元素剤の投与を行う．高カロリー輸液基本剤として，リハビックス®K1 および K2 があり，アミノ酸製剤にはプレアミン-P があるが，新生児に特化した脂肪乳剤はない．なお，アミノ酸の過剰投与を回避するために，血中アンモニア値や BUN 値などを確認することも必要である．

- 経腸栄養

　最低でも 100〜120 kcal/kg/日を目標とする．蛋白質や脂質は投与する母乳や人工乳によって異なり，特に規定される量はない．新生児用半消化栄養剤は現時点では製品化されておらず，エレンタール P の適応は限定的である．

　経腸栄養の初期量は 10〜30 mL/kg/日とし，1 日 8 回に分割投与する．ただし，極低出生体重児では 1 日 12 回に分割投与する．腹部症状や全身状態を確認しながら，10〜20 mL/kg/日ずつ増量し，120〜160 mL/kg/日まで増やすことを目標とする．

集中治療を必要とする低出生体重児や極低出生体重児でも経管栄養による早期母乳栄養が望ましいと考えられるが，必要に応じて栄養を添加した強化母乳や低出生体重児用人工乳を与える．

(E) トピックス
● 低血糖

　低血糖は新生児期で最も頻度が高い病態であるとともに，重篤な神経学的後遺症を招く恐れがあり，迅速な対応が欠かせない．

　胎児期に臍帯血から供給されるブドウ糖は，出生により供給されなくなる．そのため，出生後はインスリン分泌が抑制され，グルカゴン分泌が増加する．このため，通常は生後1時間で最低値となり，その後は生後3時間までに上昇・安定し，哺乳を開始することで低血糖が生じることは回避される．

　しかし，早産児や低出生体重児では肝臓や筋肉におけるグリコーゲンの蓄積量が少なくインスリンの基礎分泌量が高く，糖代謝機能や脂質代謝機能が劣るため，低血糖を起こしやすい．満期産であっても，何らかの代謝性疾患などに関連して低血糖を起こすことがあり，注意が必要である．

　一般的には低血糖の目安として30〜40 mg/dL以下などの基準値が用いられることが多いものの，血糖値がどれぐらい以下ならば実際に神経学的後遺症を残すのか，あるいはどれぐらい以上ならば安全なのかを示すエビデンスはないとされている．そのため，多くの新生児科医は血糖値を50 mg/dL以上に保つように管理しているのが実情のようである．

　なお，インスリン過剰症や持続性高インスリン血症を疑う場合，新生児専門医による精査が必要となる．糖尿病の母親から出生した新生児も生後直後からの低血糖脳症のリスクが高く，厳重な血糖管理が必要になることが多く，他の合併症も一般の新生児よりも高頻度であることを念頭に置く必要がある．

　低血糖が軽度で哺乳力があり，全身状態が良好な新生児では早期の授乳開始を積極的に行うことで血糖値の改善が期待できる．明らかな低血糖

では，静脈ルートを確保して10％ブドウ糖溶液を1〜2 mL/kgを1分以上かけてゆっくり静注投与し，その後は10％ブドウ糖を持続的に点滴する．その後も血糖が維持できない場合にはPICCなどによって中心静脈栄養を行い，ステロイドの投与やインスリンの測定やグルカゴンの投与を考慮する．これらの段階では，通常の産科の新生児室ではなく，NICUでの管理が望ましい．

● 新生児糖尿病

　一般に生後6カ月未満に発症する糖尿病を「新生児糖尿病」とよび，従来の1型糖尿病とは異なり，膵ベータ（β）細胞の分化やブドウ糖応答性インスリン分泌機構を構成する遺伝子の異常などさまざまな遺伝子異常が原因として発見されている．

　そのうち，ATP感受性カリウムチャネル（K_{ATP}チャネル）遺伝子異常による新生児糖尿病の多くの症例には，経口抗糖尿病薬であるスルホニル尿素類が有効であることが判明している．つまり，初期ではすべての症例でインスリン投与が必要になるが，原因検索の結果によっては，インスリンから離脱できる症例が存在することが，1型糖尿病と大きく異なる点であることを知る必要がある．また，原因により，てんかんや発達遅延，先天奇形，臍ヘルニアなどさまざまな合併症を伴う．遺伝子診断は必須である．

　諸外国では，新生児糖尿病の頻度は20〜25万出生に1例とされるが，わが国では約9万出生に1例であると厚生労働省研究班が報告している．本症の診断基準には明確なものが現時点では存在せず，厚生労働省研究班の診断基準に基づいて診断される．血糖値はしばしば200 mg/dLを超える高い値を示す．

　治療は，すべての症例の初期にはインスリン療法が行われ，成長をみながら栄養管理を血糖値に注意して行うが，その効果的な方法は確立しておらず，蛋白質や脂質の必要量を考慮しながら糖質を抑える栄養管理が試みられている．重篤な時は，インスリンを投与しないと哺乳力が低下し，脱水を引き起こし，適切な体重増加が認められなくなる．また，ケトアシ

ドーシスなどにより急速な悪化を生じやすい．

　なお，スルホニル尿素類が有効な症例では，受容体選択性の少ないグリベンクラミド製剤（オイグルコン®，ダオニール®など）が用いられることが多い．

　一過性新生児糖尿病は生後1歳頃までに軽快するが，年長時になって再発する場合が少なくない．永続性新生児糖尿病では，非症候性と症候性で遺伝子異常のタイプが違う．どちらの病型も複数の遺伝子異常がある．遺伝子異常によっては，一過性と永続性のどちらのタイプもあり得る．また，発達遅滞，筋緊張低下，てんかんなどの神経症状を伴うことがあり，DEND（Developmental delay, Epilepsy, Neonatal Diabetes）症候群とよばれる．神経症状はあってもてんかんを伴わない iDEND（intermediate DEND）症候群の方が，より多いとされる．これらの症候群は ATP 感受性カリウムチャネル（K_{ATP} チャネル）遺伝子異常によるもので，血糖値だけではなく神経症状もスルホニル尿素類の内服で改善することがある．通常の抗てんかん薬は無効である．ただし，スルホニル尿素類による治療は年齢依存性があり，年長になってからの投与は効果に乏しく，神経学的予後は不良となる．一過性の場合でも，この薬剤が有効例では，年長になってからの再発時にも同じ薬剤が有効である．

　新生児糖尿病は，インスリンによる初期治療を行いながら遺伝子診断を行い，その遺伝子異常に応じてスルホニル尿素類の効果が得られる症例には投与を行うことが，予後の改善を得るための唯一の方法である．

　なお，インスリン投与は，哺乳が安定していない時は哺乳直後の血糖値に応じたボーラス投与を行わざるを得ない場合がある．また，遺伝子診断によらず，インスリンにより血糖値が安定している場合でも詳細な診察により何らかの神経症状が認められる場合には，スルホニル尿素類の投与を考慮すべきである可能性を示唆する意見もある．

● 新生児の電解質異常

　病的新生児の診療では，水・電解質異常を示す症例に遭遇する機会はき

わめて多い．病的新生児の水・電解質管理は，その特殊な病態を理解し各症例の病態を正確に把握したうえで，最適な輸液療法を計画し，可能な限り侵襲の少ない方法を用いて評価を繰り返しながら，慎重に行う必要がある．

- 早産児に対する鉄剤の投与

正期産児に比べて鉄の貯蔵が少なく乳幼児期に発症する鉄欠乏性貧血のリスクが高いとされる早期産児に対する鉄剤投与のガイドラインが2006年に作成されているが，その後のエビデンスの蓄積による改定は行われておらず，あまり普及しているガイドラインとはいえないのが現状である．

- 新生児・乳児ビタミンK欠乏性出血症に対するビタミンK製剤投与のガイドライン

このガイドラインの修正版は，2011年の日本小児科学会雑誌に発表された．このガイドラインは，出生時，生後1週または生後5日目での産科退院時，生後1カ月の計3回のビタミンK製剤の投与の推奨が明記されているが，海外の一部で行われている「産科退院以後は，生後3カ月になるまで週1回のビタミンK製剤の経口投与の実施する」方法は紹介されるにとどまっている．推奨されている3回投与を行っていても乳児のビタミンK欠乏性頭蓋内出血の症例報告は皆無ではなく，それを理由に3カ月までの投与を求める小児科医もいるが，その一方で費用などの理由から臨床検討に基づくさらなるエビデンスの蓄積を求める医師もいるのが現状である．なお，現状では現行のガイドラインに従った，ビタミンK2製剤（ケイツー®・シロップ）の1回1 mL・3回投与が，最も一般的に実施される投与方法となっている．

- 新生児壊死性腸炎

新生児の壊死性腸炎（necrotizing enterocolitis: NEC）は特に低出生体重児にみられることが多い重篤な腸疾患で，腸管の未熟性をベースに循環

不全や細菌感染などが関与する，びまん性進行性の回腸と結腸の広範囲に及ぶ組織が壊死を起こす疾患で，腸炎症状に加えて蠕動低下，敗血症を生じ，死亡率も高い．

　早期の授乳や栄養剤など経腸栄養による負荷が発症を誘発すると考えられている．抗菌薬の投与や循環状態の改善などの内科的治療が行われるが，腹膜炎の遷延や腸管穿孔が認められる症例では試験開腹を行って診断を確定し，壊死腸管の切除と腸内の減圧のための一時的回腸ストーマの増設が行われる．必要に応じて腹腔内ドレナージも行われる．

　壊死性腸炎が疑われる症例および確定症例では，ただちに経腸栄養を中止し，胃管を留置して消化管内圧の減圧を図るとともに，アミノ酸投与を中心とする経静脈栄養を開始する．アミノ酸投与は，0.5 g/kg/日から開始し，2.0〜2.5 g/kg/日まで数日で増量する．投与エネルギーは60〜80 kcal/kg/日から開始し，その後，徐々に85〜100 kcal/kg/日へ増量して成長を経過観察する．発育不良と考えられる場合には，さらに増量し，最大120 kcal/kg/日まで増加させることがある．脂肪は，必須脂肪酸のみを投与する場合には，0.8 g/kg/日を投与するが，エネルギー供給を目的とする場合は，最大で2.0 g/kg/日まで投与する．

　腸管機能が改善して経腸栄養を開始する場合には，新鮮母乳が開始されるが，腸粘膜の萎縮を予防するために外科治療後は24時間以内の早期経腸栄養の開始が推奨される．

● 胎便関連性腸閉塞症（胎便イレウス）

　この疾患の90％以上は極低出生体重児であるといわれており，そのうちの約70％がSFD児であるとされる．未熟な消化管の蠕動運動が不十分であるために回腸下部や結腸上部に胎便が停留し，水分が過剰吸収され粘性が高くなった胎便が便栓を形成して腸閉塞を生じることが，その発症機序と考えられている．この疾患は胎児期に発症し，出生後も胎便排泄遅延があり，胎便が排泄された後もしばらく持続する機能的腸閉塞であり，生理的範囲内の胎便排泄遅延で終わる軽症例から，積極的にガストログ

ラフィン®による浣腸と造影検査を行って排便を促す例,消化管穿孔により外科的治療を要する例まで,さまざまな重症度の幅がある疾患群である.生後 24 時間以内に胎便の排泄が認められないことが特徴である.極低出生体重児が多いことからも,早期に静脈栄養が行われる.電解質異常を伴っていることが少なくないとされ,輸液内容を慎重に決める必要がある.経口投与による薬物治療の有用性の報告例はない.

● ミルクアレルギー(新生児・乳児消化管アレルギー)

この疾患は,低出生体重児に多い傾向があるが,どの新生児でも発症する可能性は皆無ではなく,IgE に依存しないアレルギー反応が関与している症例が少なくない.ミルク哺乳後に嘔吐・血便などの消化器症状や活気不良,哺乳力低下などの症状があり,遷延すると重度の栄養障害,体重増加不良を生じる.アナフィラキシーは少ないとされるが,嘔吐や下痢による脱水や循環不全,ショックを生じることがある.蛋白漏出性胃腸症による低アルブミン血症や浮腫を認める症例もある.ミルクによる発症が多いが,母乳中の食物抗原に反応することがあり,母乳強化パウダーはミルク由来のペプチド成分が含まれており注意を要する.

1) 原因食物の摂取後に発症する
2) 原因食物の除去により症状は改善する(除去試験陽性)
3) 食物負荷試験陽性

の 3 項目に該当する食物としてミルクが当てはまれば,診断は確定する.アレルギー関連の血液検査は補助的な検査法に過ぎない.ただし,CRP が上昇する場合もあり,敗血症など重症感染症との鑑別は必要である.

本症はミルク除去により通常は 72 〜 96 時間で症状は軽快するが,経過が長い症例では便性の正常化に 1 〜 2 週間を要することもある.

栄養は,ミルクをやめて完全母乳栄養に移行する.移行が難しい場合には,加水分解乳(カゼイン加水分解乳:ニュー MA-1®,ペプディエット® など,あるいは,乳清蛋白分解物加水分解乳:ミルフィー HP®,または,カゼイン・乳清蛋白加水分解乳:MA-mi® などを用いるが,最後の 2 種類

は抗原性がやや高いことに注意すべきである．これらの加水分解乳で改善しない症例や重症例に対しては，アミノ酸乳（エレメンタルフォーミュラ，エレンタールP）を考慮する．また，大豆に対してもアレルギーを示す症例もあり，大豆乳の利用は注意が必要である．加水分解乳やアミノ酸乳の単独使用は栄養管理が必要であり，ビオチンを経口的に1 mg/日程度の補充を行い，セレンやカルニチン，ヨードなどの不足にも注意する必要がある．

大部分は1歳までにミルクアレルギーへの耐性を獲得すると考えられており，定期的な治療の見直しをする必要がある．

● 新生児における胆汁うっ滞

胆汁うっ滞とは，直接型ビリルビンや総胆汁酸など，胆汁中に分泌される物質が，肝細胞や毛細胆管内に停滞する現象をいう．原因が不明な症例もあるが，新生児期から乳児期に胆汁うっ滞を生じる主な疾患には，次のようなものがある．

1) 肝外性：胆道閉鎖症，総胆管囊腫（総胆管拡張症）
2) 肝内性：特発性（新生児肝炎），代謝異常症（蛋白質アミノ酸代謝異常：アルギナーゼ欠損症，チロシン血症など，脂質代謝異常症：C型ニーマン・ピック病，ゴーシェ病など，糖質代謝異常症：ガラクトース血症，果糖不耐症，糖原病IV型など，胆汁酸代謝異常症：家族性高胆汁酸血症，ペルオキシソーム症など，遺伝性疾患：アーガイル病，進行性家族性肝内胆汁うっ滞など，染色体異常：13トリソミー，18トリソミー，21トリソミーなど，内分泌疾患：甲状腺機能低下症，汎下垂体機能低下症など，感染症：敗血症，リステリア感染症，B型肝炎，伝染性紅斑，ヘルペス属ウイルス感染症など，中毒：薬剤性肝障害，経静脈栄養による肝障害など，その他：ショック，腸管閉塞など）

胆汁うっ滞では，原疾患の治療が最も重要であるが，胆汁酸など胆汁成分に関連のある中鎖脂肪酸を含んだ特殊ミルクである明治の必須脂肪酸強

化MCTフォーミュラ®のような栄養剤を単独または母乳や普通のミルクとの混合にて与えることが多い．また，脂溶性ビタミンが欠乏しやすいことが知られており，これらの投与も栄養管理上で重要である．

ビタミンAは，100〜500 IU/kg/日から開始し，血中濃度や血中レチノール結合蛋白濃度を測定し，適時の眼科検査により経過観察をしながら投与量を調節する．

ビタミンDは，$1\alpha(OH)D_3$（商品名：アルファロール®）を0.01〜0.1 μg/kg/日で投与し，骨X線像，血中副甲状腺ホルモン値，尿中Ca/クレアチニン比（正常は0.3未満）などをみながら投与量を調節する．

ビタミンEは，アセチル酸トコフェロール（ユベラ®）として5〜10 mg/kg/日から開始し，中等症では20〜50 mg/kg/日，重症では100 mg/kg/日まで増量する．血清ビタミンE値と血清ビタミンE/血清脂肪酸値を参考に投与量を調整する．後者は，0.6〜0.8以下であれば，ビタミンE欠乏状態にあると判断される．経口摂取でビタミンEが不足する場合には，5〜15 mg/kg/回を筋注する．

ビタミンKは，ケイツー・シロップを2〜10 mg/日を連日で経口投与する．ヘパプラスチンテストやプロトロンビン時間（PT）の延長やPT-INRの上昇が改善しない場合には，ビタミンK製剤（ケイツーN静注用）を0.25〜1.0 mg/kg/回投与する．ビタミンK投与の効果があれば数時間から半日程度で速やかな改善が得られる．

2 先天代謝異常症

先天代謝異常症は新生児期からの問題であるが，臨床栄養学的には成長とともに食事の摂取機能や消化機能などの発達とともに与えるべき食品が変化していくことを主な理由として，独立した項目として取り扱うことにする．なお，先天代謝異常症はおよそ5000種類あるといわれており，多くは稀少疾患であり，そのすべてをここで扱うのは困難であり，主要な疾患名を示すとともに先天代謝異常症全体に共通する基本的な事項を解説することにする．

(A) 病態について

　先天代謝異常症はその数が多く，特に重要で頻度が比較的高い疾患は新生児マススクリーニングの対象となっている．先天代謝異常症の発生機序は，

　①酵素欠損部位の上流代謝産物の毒性によって発症するもの
　②酵素欠損部位の下流の代謝産物の産生量の低下・欠乏により発症するもの

の2つに分類できる．

　アミノ酸や有機酸，アンモニアの蓄積による毒性が①の代表例であり，脂肪酸代謝異常症や糖新生系異常症におけるエネルギー産生不全と低血糖が②の代表例である．蓄積される代謝産物の量や毒性あるいは産生が不足する代謝産物の役割や不足具合によって，先天代謝異常症の発症時期は異なり，必ずしも新生児期に発症するとは限らない．

　現行の新生児マススクリーニングで行われるタンデムマス・スクリーニングでは，脂肪酸代謝異常症や有機酸代謝異常症など20数種類の疾患がスクリーニングされるようになり，従来のガスリー法に比べて，偽陽性・偽陰性の発生率が低いとされている．さらに，有機酸代謝異常症や脂肪酸代謝異常症のスクリーニングはアシルカルニチン分析でも可能である．

　脂肪は炭水化物の代わりのエネルギー源となり得るが，脂肪酸代謝異常症ではエネルギー代謝に問題があり，その結果，低血糖や急性脳症などの症状が出現する．炭水化物が不足した状況では，多量のエネルギーが必要な脳や心臓，筋肉ではより深刻な障害が起きる傾向がある．現在，タンデムマス・スクリーニングにより，MCAD欠損症（中鎖アシル-CoA脱水素酵素欠損症），VLCAD欠損症（極長鎖アシル-CoA脱水素酵素欠損症），TFP（LCHAD）欠損症（三頭酵素＝長鎖3-ヒドロキシルアシルCoA脱水素酵素欠損症），CPT1欠損症，CPT2欠損症，CACT欠損症，全身性カルニチン欠乏症（OCTN-2異常症），グルタル酸血症2型がスクリーニング可能である．

　アミノ酸が分解される過程でできる有機酸が多量に蓄積することで障害

を起こす．有機酸代謝異常症では，有機酸が増え，体内環境は強い酸性に傾くことになり，活動性の低下，呼吸障害のほか，急性脳症を生じ得る．現在，メチルマロン酸血症，プロピオン酸血症，イソ吉草酸血症，メチルクロトニルグリシン尿症，HMG 血症，複合カルボキシラーゼ欠損症，グルタル酸血症 1 型，ベータ・ケトチオラーゼ欠損症がこのスクリーニング法で検出可能になっている．

アミノ酸代謝異常症では，アミノ酸を効率よく分解できないために，特定のアミノ酸が身体に蓄積して組織や臓器に障害をもたらす．フェニルケトン尿症，楓糖尿症（メープルシロップ尿症），ホモシスチン尿症，シトルリン血症 1 型，アルギノコハク酸尿症，高チロジン血症，シトルリン欠損症が検出可能になっている．

また，従来のガスリー法によるガラクトース血症，先天性甲状腺機能低下症，先天性副腎皮質過形成症のスクリーニングも同時に実施されている．

糖原病に代表される，グリコーゲンの代謝，糖新生に関係する代謝系の異常症も多数の疾患が知られており，低血糖とその関連症状などの異常を示すものが多い．

(B) 栄養法のポイント

栄養素に関与する代謝経路に異常がある疾患では，食事・栄養方法が治療の重要な部分を占める．急性期では，代謝異常状態からの速やかな離脱を目標とした栄養法の変更が治療の主体となり，輸液や血液浄化療法，呼吸管理などが必要になることもある．

慢性期では代謝異常物質の蓄積を防ぐ，あるいはその前駆物質の摂取を制限し，健常な成長と発達を目指すことが必要である．

感染症などの疾患により，体調不良や食欲低下による血糖値の低下や異化の亢進により状態が悪化する疾患が少なくなく，このような理由によって急性発症する症例もある．体調不良など疾患により悪化する危険がある日のことを糖尿病と同じく Sick day とよび，急性発症や急性増悪を警戒

する必要がある．また，疾患によっては代謝に関連のある薬物を治療薬として補助的に投与することもある．

(C) 栄養法の進め方

現時点では，十分にエビデンスがあるといえる栄養療法は先天性代謝疾患にはないといわざるを得ない実情ではあるが，日本先天代謝異常学会から2015年には「新生児マススクリーニング対象疾患等診療ガイドライン」が刊行されるなど，参考になる情報が徐々に集積されつつある．

第3章で解説したように，「特殊ミルクの適応症と食事療法ガイドライン」には，先天代謝異常症のほか，腎臓，内分泌，神経，消化管疾患なども対象として，特殊ミルクを用いたガイドラインが示されている．特殊ミルク事務局で扱われているミルクには先天代謝異常症の治療に用いられる登録特殊ミルクと登録外品目がある．登録特殊ミルクは，国の補助と乳業メーカー負担により無料で供給される．登録外品目は，全額を乳業メーカーが負担しており，いずれの特殊ミルクも医師が特殊ミルク事務局に依頼する．特殊ミルクには医薬品と市販品の区別もあり，医薬品は医師の処方箋が必要となる．

新生児や乳児の時期では，特殊ミルクによる栄養がもっとも望ましく，かつ，ほぼ唯一といえる経口・経腸栄養法である．しかし，成長とともにミルクでは栄養はまかなえきれず，健康な小児のように食事を摂ることで栄養供給しなければ，必要なエネルギーは供給できなくなる．そのため，さまざまな医師や栄養士たちの努力により，先天代謝異常症のある小児に対する献立に関する工夫が行われ，書籍などの形で情報が提供されている．本書でも，巻末に有用な参考図書を紹介しているので，参照されたい．

基本的には，年齢に相応しいエネルギー量を投与し，標準成長曲線に適合する身体の成長を維持することを目標に，疾患特有の異常代謝産物の体内濃度や成長状況，神経症状や画像所見などをモニタリングしながら栄養投与量の調整を行っていくことが基本的な考え方，進め方となっている．

(D) トピックス

- **新生児期に緊急処置を要する可能性がある先天代謝異常症**

哺乳開始時期が遅れて飢餓時間が長くなった場合や母親の栄養状態が悪い場合には,これらが先天代謝異常症を急性発症させる場合がある.また,重症度が高い症例にみられる頻度が高い遺伝子異常をもつ症例も急性発症しやすい傾向にある.

新生児期に急性発症する可能性がある先天代謝異常症として主要なものは,表2の疾患である.

これらの疾患の症状は比較的類似しており,哺乳力低下,筋緊張低下,けいれん,意識障害,ショック,活動性の低下などがあり,意識障害は急性脳症様症状を呈することがある.検査所見ではアシドーシス,高アンモニア血症,高乳酸ピルビン酸血症あるいは高インスリン血症などがあり,尿中の有機酸・アミノ酸・カルニチンの測定,血中アミノ酸分析,血清タンデムマス分析,血中ケトン体分画および遊離脂肪酸分析,濾紙血タンデムマス分析,髄液中の乳酸・ピルビン酸測定が診断に有用である.

緊急対応治療として,80 kcal/kg/日以上の十分なエネルギー補給(低血糖対策および異化亢進予防),毒性物質の除去のほか,電解質異常の補

表2 新生児期に急性発症する可能性がある主要な先天代謝異常症

1) 脂肪酸代謝異常:中鎖アシル-CoA脱水素酵素欠損症,CPT1欠損症,CPT2欠損症,極長鎖アシル-CoA脱水素酵素欠損症,トランスロカーゼ欠損症,全身性カルニチン欠乏症,グルタル酸血症2型など
2) 有機酸代謝異常:メチルマロン酸血症,プロピオン酸血症,イソ吉草酸血症,ヒドロキシメチルグルタル酸血症など
3) アミノ酸代謝異常:楓糖尿症(メープルシロップ尿症),尿素サイクル異常症
4) 糖新生系代謝異常:糖原病1型,フルクトース-1,6-ジホスファターゼ欠損症
5) その他の代謝異常:複合グリセロールキナーゼ欠損症,先天性副腎過形成症,高インスリン血症など

正，ビタミン B_1，B_2，B_{12} やビタミン C，ビオチン，コエンザイム Q10 あるいは L-カルニチンの投与による代謝性アシドーシス対策，高アンモニア血症に対する安息香酸ナトリウムや L-アルギニン塩酸塩の投与と 0.5〜1.0 g/kg/日の蛋白摂取制限などがあげられる．低血糖ではグルコースの投与を行う．また，新生児期の 280 mg/dL 以上あるいは新生児期以降の 180mg/dL 以上の高血糖を認めた時は，持続的インスリン投与が行われる．呼吸障害を見逃すことなく必要に応じた挿管による人工呼吸管理を行い，静脈ルートを確保して循環の確保には生理食塩水のボーラス投与（急速大量投与）を行う．エネルギー確保の目的で，脂肪乳剤の投与も考慮する場合がある．高アンモニア血症対策を行ってもアンモニアが十分に減少しない場合や，値にかかわらず意識障害が強い場合には緊急の血液浄化療法を行う必要がある．

なお，これらの検査と治療は乳児期以降の救急代謝疾患診療でも有用である．

3　小児肥満と脂質異常症

(A) 病態について

肥満は，身体の脂肪成分が過剰に増加した状態である．消費エネルギーよりも摂取エネルギーが多い場合に，エネルギーの過剰分が脂肪として体内に蓄積されることが脂肪の過剰な蓄積が生じる主な原因である．このような原因で生じる肥満を単純性肥満という．

過食は摂取エネルギーが過剰となる原因であり，運動不足は消費エネルギーが少なくなる主な原因である．肥満の約 90％は，過食と運動不足による単純性肥満である．日常生活におけるストレスや生活リズムの乱れは，過食と運動不足の双方を増悪させることが知られており，近年は単純性肥満に生活習慣病を合併する症例が増えている．

肥満症は，肥満に起因もしくは関連する健康障害である生活習慣病に分類される高血圧，脂質異常症，2型糖尿病や心肺機能低下，睡眠時無呼吸などを合併し，医学的管理を必要とする状態にあることを意味する言葉で

表3 小児肥満によって生じうる健康被害

- 血液脂質の異常（HDLコレステロール低下，中性脂肪増加）
- 血圧上昇
- 血糖上昇
- 肝機能異常（脂肪肝，非アルコール性脂肪性肝炎＝NASH）
- 尿酸値上昇
- 黒色表皮症（黒ずんだ皮膚になる）
- 月経異常（男性ホルモンの増加による）
- 整形外科疾患（関節障害，大腿骨頭すべり症など）
- 睡眠時呼吸障害（無呼吸や昼間の眠気など）
- 精神心理的問題
  （自尊感情の低下による消極的性格傾向，いじめなどによる不登校など）
- 運動能力の低下

ある．

　単純性肥満に伴う脂質異常症は，肥満に対する食事療法や運動療法により改善する二次性高脂血症のことが少なくなく，多くは薬物治療を要することはない．小児で医学的管理を必要とする脂質異常症の診断基準は，LDL-C ≧ 140 mg/dL，TG ≧ 140 mg/dL，HDL-C ＜ 40 mg/dL であるとされ，成人よりも遺伝性脂質異常症の割合が多いことから，異常値を示す小児を診療する場合には，両親を含めた家族解析を行うことが必要であるといわれている．

　なお，二次性肥満とは，クッシング症候群や甲状腺機能低下症，偽性副甲状腺機能低下症，性腺機能低下症，インスリノーマ，脳外傷・脳腫瘍などによる視床下部性肥満などの内分泌異常やプラダー・ウィリー症候群，ローレンス・ムーン・ビードル症候群などの先天性疾患に合併するもの，ステロイドやインスリンなどによる薬剤性肥満などがある．

(B) 栄養法のポイント

　肥満の治療の基本は，体内の脂肪の蓄積量を減少させることであり，エネルギー摂取過剰にならないような食事療法とエネルギー消費を増やす運動療法が中心となる．ただし，運動療法は精神的な負担が大きくなる過度な運動を行わせるのではなく，長期的に継続可能な軽度の運動がより効果的であるといわれている．ほとんどの肥満児は健康障害の自覚に乏しいため，本人のみならず家族にも肥満の問題をいろいろな角度から繰り返し説明を行い，健康維持のための痩身に対するモチベーションを高めることが必要である．また，達成感を得ることで自主的な目標行動の達成を促進するような心理学的な行動療法が有用なことが多い．

　乳児期までは，身体発育や発達の影響により，単純性肥満もある程度は自然に解消できる場合があり，小学生以降で理解力が発達し，周囲の人々への指導が行いやすい年齢に達してから肥満に対する治療的介入を行うことが勧められている．つまり，乳児肥満には食事制限は行わず，糖質やおやつの摂りすぎには注意し，屋外での遊びを推奨する．

　家族性高コレステロール血症は500名に1人と頻度も高く，学童期以降では動脈硬化が急速に進行するため，食事療法にスタチン治療が必要な症例もある．

　Ⅱb型高脂血症（アポ蛋白B/LDLコレステロール＞1.0またはsmall dense LDLが存在する高脂血症）の患児では，家族性複合型高脂血症の可能性が高く，インスリン抵抗性も高くなっていることから，早期から食事を含めた生活習慣の適正化を図るべきである．

　また，単純性肥満を含め，高LDL-C血症は体重の増減あるいは大小に関係なく最初に家族性高コレステロール血症の鑑別を行う必要がある．

　内分泌疾患などの原疾患に合併する脂質異常症と肥満は，原疾患の治療を最優先する．この場合も，原疾患の改善にもかかわらず脂質異常が改善しない場合には，遺伝性脂質異常症の可能性を考え，精査する必要がある．

(C) アセスメント

　母子手帳や幼稚園・保育所，小学校の身体計測のデータを基に身長や体重の成長曲線を確認し，同年齢の小児のグループからみて肥満であるかどうかを評価する方法，性別・身長別の標準体重と比較する肥満度を計算して評価する方法，カウプ指数，ローレル指数といった体格指数を計算して評価する．出生時の記録も確認し，家族歴や生活習慣病に関する評価も血液検査や尿検査を含めて行う必要がある．

　　肥満度＝{(実測体重－標準体重)/ 標準体重} × 100 (％)

で計算される肥満度は，6歳から17歳の小児では20％以上30％未満を軽度肥満，30％以上50％未満を中等度肥満，50％以上を高度肥満と判定する．

　なお，2014年の日本肥満学会での小児の肥満の定義では，肥満度が20％以上で有意に体脂肪率が高い状態を肥満と定義しており，有意な体脂肪増加とは，男児は25％以上をいい，女児は11歳未満は30％以上，11歳以上は35％以上をいうと定義されている．

　カウプ指数は18～20以上を肥満と判定し，ローレル指数は160以上を肥満と判定する．

(D) 栄養法の進め方

　小児の肥満に対する食事療法を含む治療の原則を表4に示す．

表4 小児肥満に対する治療の原則

・心身の成長・発達に障害を引き起こさない ・精神面に配慮する ・学校や家族との協力体制を築く ・摂取エネルギーを制限する ・規則正しい食生活を維持させる	・学校生活に支障を与えない ・体重ではなく，肥満度の軽減を重視する ・基礎疾患や生活習慣病などの合併症に留意する ・バランスのとれた食事内容を維持させる

乳児期は，食事の制限よりも保護者教育が大切であり，屋外での遊びや規則正しい生活習慣を身につけさせること，糖質を摂りすぎないように保護者自身の食生活の改善を推奨することが大切である．

　幼児期の肥満は，学童期や成人期の肥満に移行することが多く，運動を推奨するとともに，保護者に対して，肥満度が15％以上の幼児の多くが学童期の肥満度が20％以上になることが多いことを伝え，肥満治療の必要性をしっかりと教育していく必要がある．この時に，食事内容を是正するための指導は必須である．

　学童期以降に発症した肥満は動脈硬化症など心血管疾患に罹患する率が高いことが知られており，患児とその保護者に対して肥満治療の重要性をより積極的に説明し，同意を得て治療に協力する姿勢をとるように啓蒙する必要性が高い．糖質や脂質の多いおやつや食品を避けるとともに運動を推奨する．肥満度が30％未満の児では集団指導を中心におくことが多く，それを超える中等症および重症では個別指導を中心とする．肥満に脂質異常症や2型糖尿病を合併する場合も，食事療法と運動療法は治療の基本であり，伝統的な日本食は動脈硬化性疾患の予防にも有効である．

　食事指導を行うに当たっては，まず家庭での3～5日あるいは1週間の食事内容を詳細に記録してもらい，それを栄養士が中心になって分析し，栄養学的な偏りやエネルギー摂取状況を把握することが必要である．軽度肥満では摂取エネルギーを制限するのではなく，脂質の多い食品を制限し，糖質の過剰にも注意を払う．食事内容の是正と定期的な観察と指導により，肥満度が上昇しないようにすることに主眼を置く．

　肥満度が30％以上の小児では，摂取エネルギーの制限を含めた栄養食事療法を行うことになる．総エネルギー摂取量を減らしても，年齢相当の必要な蛋白質は摂取させる必要がある．エネルギー摂取量は性別・年齢別の必要摂取量から10～20％減らすことから始めることが多い．栄養素の量のバランスは，糖質50％，蛋白質20％，脂質30％を維持することが基本である．

　運動療法では，最大酸素摂取量の40～50％強度の運動が適している

とされ，1日30分以上の運動を毎日続けることが望ましい．しかし，連続30分ではなくても，10分3回以上あるいは15分2回以上を毎日行うようにしてもよいとされている．

　肥満児は持久力や忍耐力が劣る傾向があり，水泳やゲーム性のある運動など，楽しめる運動が効果的であるとされる．テレビやゲームの時間を制限し，その時間を掃除，片付けやお使いなど家事の手伝いに向けることも有用である．

　認知行動療法は，家族ぐるみで行う方が，子ども単独で行うよりも有効性が高いことが知られている．グラフ化体重日記と生活自己管理チェックリストの自己記載と定期的な評価を行うことで，特に女児での有効性が高いことが知られている．

(E) トピックス

- 小児のメタボリックシンドローム

　2007年に厚生労働省研究班によって，小児のメタボリック症候群の診断基準が策定された．

1) 腹囲が80 cm以上（小学生は75 cm以上）または腹囲身長比が0.5以上
2) TG（中性脂肪）が120 mg/dL以上，かつ/またはHDL-Cが40 mg/dL未満
3) 収縮期血圧125 mmHg以上，かつ/または　拡張期血圧70 mmHg以上
4) 空腹時血糖が100 mg/dL以上

　1）に該当する児に，2）〜4）のうちの2つ以上が該当する場合にメタボリックシンドロームと判定される．つまり，内臓脂肪型肥満があるか，その疑いがある小児で脂質異常症，高血圧，高血糖のうち2つ以上を合併している心血管障害を起こすリスクが高い小児の病態を小児のメタボリックシンドロームと定義している．

- 小児の内臓脂肪型肥満の判定

まず腹囲が 80 cm 以上（小学生は 75 cm 以上）または腹囲身長比が 0.5 以上であるかどうかをスクリーニング検査として確かめ，該当する児には確定診断として腹部 CT 検査を行う．腹部 CT 検査による内臓脂肪面積が 60 平方センチ（cm^2）であれば，内臓脂肪型肥満と判定する．

4 小児の糖尿病

1 型糖尿病は小児期に発症することが多く若年型糖尿病ともよばれることがあり，2 型糖尿病は成人期に多いことから，成人型糖尿病とよばれることもある．

(A) 病態について

- 1 型糖尿病

内因性インスリンの進行性分泌低下により最終的に絶対的欠乏をきたす．これによって糖代謝のみならず，脂質，蛋白質，電解質などさまざまな代謝失調を生じる．小児の 1 型糖尿病の多くは膵島に対する自己免疫反応によって膵ベータ（β）細胞が破壊されて生じる．遺伝的因子としては HLA 遺伝子の関与が大きいとされる．ウイルス感染や食事性因子の関与が環境的要因として考えられているが，日本では明らかなエビデンスはないのが実情である．自己免疫が証明されない 1 型糖尿病のほか，急性発症し，進行が激しい劇症 1 型糖尿病も知られている．

- 2 型糖尿病

環境因子と遺伝が成因に関与する多因子病であり，インスリン抵抗性の増大に対するインスリン分泌の増加が不十分なために発症する糖尿病である．インスリン抵抗性増大の要因として，肥満が関与している．わが国の小児 2 型糖尿病は家族にも 2 型糖尿病患者が多いことが知られており，遺伝や生活環境（食事環境や生活リズム，運動習慣や睡眠パターンなど）の関与が大きく，発症時に肥満ではない患児は 2 〜 3 割を占めるとされ

ている．日本では，インスリン抵抗性が増大しやすい思春期の発症が多いとされる．思春期以降の男子では，2型糖尿病があるにもかかわらず清涼飲料水を多飲して発症する清涼飲料水ケトーシスの発症が多いといわれている．

・その他の糖尿病

すでに新生児の項で解説したように遺伝子異常により生後6カ月以内に発症する新生児糖尿病がある．また，優性遺伝により25歳以下で発症するインスリン分泌低下を特徴とする11種類の遺伝子異常のうちのどれか一つを原因とする若年発症成人型糖尿病（MODY）が知られている．こちらについては2型糖尿病と同様に管理するが，インスリン治療を要する遺伝子異常も少なくない．

(B) 栄養法のポイント

1型糖尿病と2型糖尿病の栄養法は異なる．2型糖尿病では摂取エネルギーを制限すべきであるが，1型糖尿病では摂取エネルギーの制限は行うべきではない．

1型糖尿病の治療はインスリン治療であり，小児にも頻回インスリン注射法や持続皮下インスリン注射療法を行い，しばしば強化インスリン療法を必要とする．インスリン療法と併用して適切な食事療法と運動療法を行い，健康小児と同等の発育を目標に日本人の標準栄養摂取量を同年齢者と同様にきちんと摂取させることが基本である．また，血糖値の自己測定はインスリン投与量の適正化とその維持に有用である．

2型糖尿病は，運動不足とカロリーの摂取過剰が発病に大きく関与しており，運動療法を積極的に行い，摂取カロリーを適正な量に制限することで体重減少を目指す必要がある．運動療法と食事療法をきちんと行っても血糖コントロールが改善しない場合に初めて経口糖尿病治療薬を投与し，最重症ではインスリン療法を考慮する．ケトーシスやケトアシドーシスの治療では2型糖尿病であってもインスリン療法は必要である．

ただし，HbA1c，グリコアルブミンなどの指標の適正値については，十分なコンセンサスは現時点では得られていない．

(C) アセスメント

小児の糖尿病のアセスメントには，いずれの病型であっても，まず成長・発達が標準的であるかどうかが大切であるとされる．健常な成長が得られていることが治療が順調であるかどうかの最も重要な判断基準となると考えてよい．身体発育は，発病前の状況の影響も受けやすいので，一時的なデータではなく，経時的な成長過程を評価する必要がある．

1型糖尿病，2型糖尿病ともに偏食や嗜好品など食生活について問診などで十分に把握し，誤った食生活を送らないように指導する必要がある．栄養指導にあたり，適切な栄養素の配分を把握し，説明するうえで，日本糖尿病学会による「糖尿病食事療法のための食品交換表」を使用することは有用である．

1型糖尿病では健康小児と同等の成長を認め，かつ肥満を認めないことが栄養療法の効果判定の目安として有用である．一方，2型糖尿病では適正体重への減量とその維持および適正な血糖値の維持が栄養療法や運動療法の効果の目安となる．

1型・2型糖尿病ともに脂質や血圧のコントロールに関する十分なエビデンスのあるコンセンサスは得られていないが，生活習慣の改善でも検査値が改善しない場合には薬物療法が開始されることが通例である．

(D) 栄養法の進め方

医師だけではなく，管理栄養士や糖尿病療養指導士の資格を有する看護師など各種の医療スタッフが協力して栄養法を計画的に進めていくことが必須である．また，管理栄養士が中心となって，患児とその家族を教育し，患児と家族，幼稚園や保育所・学校などの関係者などに対してもサポートを行うことも必要である．

1型糖尿病において，頻回インスリン注射療法（MDI）や持続皮下イン

スリン注入療法（CSII）を行っている場合には，カーボカウント（カーボハイドレイトカウンティング）によってインスリン量を調整できるため，食事の自由度は広がる．カーボカウントとは，糖質による食後血糖の上昇に着目したインスリン量の決定法および食事指導法の総称である．例えば，1gのブドウ糖で5mg/dLの血糖上昇が認められる患者の場合，インスリンにより低血糖を生じた場合に，100mg/dLに血糖値を戻すには何gのブドウ糖を摂取すればよいのかを計算する方法を指導することや，1単位のインスリンで15gの糖質が処理できる患者の場合に，過剰に食べた60gの糖質を処理するには何単位のインスリンを使用すればよいのかを計算する方法を指導することが含まれる．つまり，炭水化物の摂取量と血糖値の変化およびインスリンの必要量の関係に着目した指導法をカーボカウントであると考えれば，理解しやすいであろう．1日2〜3回程度のインスリン注射療法に対する基礎カーボカウントと複雑な食事と頻回インスリン注射療法や持続皮下インスリン注入療法に対する応用カーボカウントがある．「糖尿病食事療法のための食品交換表」とカーボカウントの併用も可能である．食事療法と低血糖への対処法の指導にとどまらず，日常生活や学校生活の変化など患児の年齢に合わせた生活指導も必要になる．

　小児2型糖尿病は，1型糖尿病よりも早期（若年成人期）に網膜症，腎症などの糖尿病合併症を発症することが多く，その要因として継続治療の中断があげられる．成人でも自己判断による糖尿治療の中断により糖尿病性腎症が急速に悪化し，腎不全に陥ることがあるが，小児の2型糖尿病ではメタボリックシンドロームを合併する症例が多く，よりリスクが高いと考えられる．したがって，治療継続の重要性を患児や家族にしっかりと理解させることがまず必要である．2型糖尿病の治療の中心は食事療法であり，患児と家族が健康的な食生活を過ごし，患児の適正な成長を維持し，心理社会的にもよい状態を保ち，合併症を最小限に抑えて糖尿病の予後を改善することを目的とする．エネルギー摂取制限は必要ではあるが，強引な制限ではなく，日本人の標準食事摂取量の90〜95％程度に調整

し，長期継続可能な無理のない食事療法と運動療法を行うことが必要である．運動習慣や正しい食事習慣を維持するために，メンタルヘルスの問題は重要であり，認知行動療法なども活用すると効果が得られる場合がある．また，運動療法を行う前には，運動による血糖の変化の確認のほか，糖尿病合併症などに関するメディカルチェックによる運動負荷の可否判定が必要である．特に，高度の高血圧，虚血性心疾患，糖尿病自律神経障害，糖尿病性腎症，網膜症などがある場合には過度の運動負荷を行わず，個々の症例に応じた運動療法を考慮する必要がある．

(E) トピックス

・糖尿病患者の旅行

　家族旅行や修学旅行では，食事時間や内容，運動量が平素とは異なることが多く，患児とその保護者に補食やインスリン量の調節方法について確認しておくことが望ましい．1型・2型とも糖尿病患者用IDカードを持参させ，インスリン製剤は機内にもち込ませる．海外旅行では，英文で病名や治療法などの説明を記載したカードを持参させることが必要である．血糖測定器や試験紙も手荷物としてもっていき，いつでも測定できるようにすべきである．CSIIを実施している患者は日本語および英文で記載した「エアポート医療機器情報カード」を空港検査場係員に提示する必要がある．空港で金属探知機の検査を受ける場合，インスリンポンプ装着のまま検査を受けることが可能である．しかし，X線ボディスキャナ検査では，ポンプとチューブを取り外して検査を受ける必要があり，そのことをカードにも記載した方がよい．

・チーム医療

　糖尿病の医療チームのメンバーは，医師はもちろん，看護師，管理栄養士，薬剤師，臨床検査技師，理学療法士，糖尿病療養指導士（看護師や管理栄養士，薬剤師などが研修を行って資格を取得できる）から構成され，その全員が糖尿病の病態・治療・コントロール目標・合併症について基本

的な知識をもつことが必要であり，子どもの年齢に応じた身体的・精神的特徴を理解し，個々の患児に対するオーダーメイドの医療を提供できる体制を築くことが求められる．また，眼科や耳鼻咽喉科，歯科，外科などとの病診療連携も必要であり，MSW（メディカルソーシャルワーカー）による包括的な支援活動も必要となる．さらに，医療保険制度については，小児慢性特定疾患医療費助成制度，子どもを対象とした自治体による医療費助成制度，高額療養費制度，自立支援医療費制度などの公費負担医療制度の活用が可能になるよう医療事務職員（医事課職員）の役割も重要となることを理解していなくてはならない．必要な消耗品の整備・供給体制の確立は管財課スタッフが協力する必要がある．

5　炎症性腸疾患

　炎症性腸疾患は原因が明らかではない慢性炎症腸疾患で，潰瘍性大腸炎とクローン病が含まれる代表的な疾患である．

(A) 病態について

　潰瘍性大腸炎は大腸を炎症の主座とするのに対し，クローン病は消化管全体に炎症が起こり得る疾患であるという違いがある．栄養が吸収される主な部位である小腸の炎症が強い症例では，栄養面で特に大きな影響を受けることになる．栄養面での問題が生じる主な原因として，不十分な栄養摂取量，吸収障害，慢性炎症による必要な栄養量の増大，副腎ステロイド剤の長期投与などが指摘されている．

　これらの疾患の治療目標は，寛解導入と再燃・再発・合併症の予防であるが，小児では二次性徴を含めた健康小児と同等の成長と発達を実現することも含まれる．

(B) 栄養法のポイント

　急性期には腸管の炎症が強い場合，静脈栄養が必要になる場合もある．栄養法の目的は，適切なエネルギー量と栄養素の確保であり，セレンやカ

ルニチンなどの欠乏予防も考慮に入れる必要がある．成分栄養剤としてエレンタール P，消化管栄養剤としてエンエルード® やツインライン® あるいはアイソカルジュニアがあるが，導入時には脂肪分が少ないエレンタール P が選択されることが多い．クローン病では，適切な栄養管理がステロイドと同等の粘膜炎症の改善をもたらすとの記載がある成書もある．可能であれば，カルニチンの血中濃度測定は 3 カ月に 1 回程度は行うことが望ましい．その時々の病態の変化に応じた栄養管理を行う必要があるが，慢性炎症性疾患として長期展望をもった栄養管理を行う必要があるという認識をもつ必要がある．

(C) アセスメント

　炎症性腸疾患では，まず疾患の活動性，小腸病変の有無と程度，狭窄病変の有無，漏孔形成の有無のアセスメントが必要である．これらの問題がある患者では，より積極的な栄養管理が必要であるとされている．下痢，血便，腹痛の有無，体重や身長の変化について的確に把握し，成長曲線による評価も必須である．血液検査による病態を考慮した栄養評価も必要であり，骨代謝の評価も行うべきである．

(D) 栄養法の進め方

- クローン病の場合

　炎症の活動期や診断時は，原則として成分栄養剤による経腸栄養を行う．その際，浸透圧性下痢を予防するために，1〜2 週間をかけて低濃度・低カロリー（0.5 kcal/mL）から徐々に濃度をゆっくりと上げていく．0.5〜0.25 kcal/mL ずつ毎日少しずつ増やし，1 日の全日必要エネルギーを投与できるように調整する．成分栄養剤には適宜にフレーバーなどを加えると飲みやすく，最近は味や匂いの工夫がされている製品もある．シャーベット状にしても栄養的には問題はない．嘔気なので経口摂取が困難な症例では経鼻胃管を使用する．脂質不足になりやすいので，経静脈的に脂肪製剤を適切な量になるよう投与する必要がある．微量元素やビタミ

ンの不足にも注意する．重症例では，絶食を行って完全静脈栄養とする．

- 潰瘍性大腸炎の場合

　大量出血，腸閉塞，中毒性巨大結腸症，腸穿孔などの重症例では完全静脈栄養が必須である．腸炎の活動期では，低残渣となるように成分栄養剤の経腸栄養を基本とするが，腹痛や下痢，粘血便などの症状が軽快すれば，徐々に残渣の少ない普通の食事に移行する．出血による鉄欠乏性貧血がクローン病よりも多く，鉄剤の静脈投与または経口投与を病状に応じて考慮する必要がある．

(E) トピックス

- 日常的によくある嘔吐や下痢あるいは便秘への対応

　小児の感冒に伴う胃腸障害や消化不良症あるいは感染性胃腸炎による嘔吐や下痢はしばしばみられる．また，日常診療では便秘も比較的多くみられる．ここでは，これらについて要点を解説する．

(1) **嘔吐**：乳児期以降に多い急性感染症に伴う胃腸障害による嘔吐の多くは1～3日以内に治まることが多く，経口摂取は一時的に中止し，水分から少しずつ与える．悪心・嘔吐がなくなれば，下痢があっても食事は開始できる．

(2) **脱水**：下痢や嘔吐に伴う脱水では，経口摂取が不可能な場合や中等症以上では経静脈的に水分を補給する．悪心・嘔吐があっても経口摂取が可能な場合は軽症もしくは中等症未満では経口補液（ORS）の投与を行う．経口補液には，市販のものではOS-1®やアクアライトORSがあるが，市販のスポーツドリンクは電解質の含有量が季節によって変更される製品もあり，一般に電解質量は少ないにもかかわらず糖質が多いことから勧められない．家庭で作るORSは，「砂糖40g＝大匙4.5杯，食塩3g＝小匙0.5杯」を水1Lに加えたものである．また，コップ1杯のお湯に一つまみの食塩と一握りの砂糖を加える方法が発展途上国を中心に普及している．

(3) **下痢**：正常な排便回数や便の性状には個人差が多く，また，年齢によっても大きく異なる．したがって，普段の便と比べて下痢かどうかを個々の児で判断する方が正しく下痢を評価できると考えられる．消化・吸収能力の低下による下痢を理由に以前は消化のよいものを与えるという考え方が主流であったが，現在は摂食的な経口補液の摂取をすれば，特段の食事制限は不要であるという考え方もある．また，母乳やミルクはアレルギーのない児では制限は行わないのが通例である．ただし，慢性的な下痢に対しては，その原因疾患の精査と治療が優先されるべきである．急性下痢も便の性状から原因を推測し，その原因に対する治療が考慮される．

(4) **便秘**：便秘は器質的疾患がある便秘と機能的な便秘があり，前者の場合には原疾患の診断と治療が大切である．慢性便秘の多くは機能性便秘であり，多くは治療を必要としないが，ヒルシュスプルング病と甲状腺機能低下症などの器質的疾患の存在には注意する．消化管内に大量の便の停留を認める場合には，浣腸，便軟化剤，瀉下薬により排便を促進する必要があることも少なくない．食事療法は食物繊維や水分の摂取が中心であるが，食物繊維や水分の摂取量に関するエビデンスはない．習慣性便秘の場合，排便後も一定時間以上は便器に座らせる生活習慣を保護者が指導することで，完全な排便が促進させることもあるといわれている．また，3〜9歳までの慢性機能性便秘の頻度は約14.5％で，生活時間の不規則さ，米飯や野菜を中心とした副食の摂取タイミングが適切ではないことなどが，便秘頻度に影響する報告もある（日本小児科学会誌，2016；120 (5)：860-8）．

• **短腸症候群への対応**

小腸の大量切除に伴う消化吸収障害がある状態を短腸症候群という．その原因になる疾患としては，壊死性腸炎，ヒルシュスプルング病，クローン病，多発性小腸閉鎖，絞扼性腸閉塞，腫瘍，腹部外傷，血管性病変な

どがあり，残存小腸が約50%以下になると発症するとされる．主な症状は，下痢，体重減少，脱水，栄養障害である．消化吸収障害は，切除された部位とその量に影響される．

　短腸症候群は，長期にわたる静脈栄養サポートを必要とするが，可能な限り，経腸栄養や経口栄養を併用する．成長曲線を用いた体重や身長の変化を経時的に評価して投与する栄養の量と種類を検討する必要がある．もちろん，血液生化学的な評価も定期的に行い，タイミングを逃すことなく栄養内容の変更を行う必要がある．

　患児のQOLを保ちながら長期の栄養サポートを行うために，在宅静脈栄養（HPN）が有用であり，必須であるとする文献も多い．在宅静脈栄養は，年単位で長期的に行われることが多く，肝機能障害やカテーテル感染の発症などのリスクがあることを念頭に，特別な注意を必要とする．

6　肝・胆疾患による肝機能不全

　小児では，成人に比べてウイルス性肝炎は少ないものの，先天性胆道閉鎖症などによる慢性的な重症肝機能障害・慢性肝不全に対する栄養管理が問題となることがある．ウイルス性肝炎の治療は薬物療法が主体であり，ビタミンやミネラル，食物繊維をしっかり摂るとともに，バランスのとれた栄養を摂ることが基本である．本稿では，主に先天性胆道閉鎖症による慢性肝障害について解説する．

(A) 病態について

　肝機能の約70%以上を急性的または慢性的に消失した状態が肝機能不全であり，食欲減退，黄疸，腹水，胸水，神経障害，血液凝固異常などを生じる．劇症肝炎などによる急性肝不全，肝硬変による慢性肝不全では治療法や予後は異なる．

　小児の急性肝不全は，ウイルス性肝炎のほか，薬剤性，先天代謝異常症，自己免疫性などさまざまな原因があり，慢性肝不全は先天性胆道閉鎖症などの胆道系疾患が原因の多くを占める．

先天性胆道閉鎖症では，閉塞性黄疸，灰白色便，肝機能障害を生じ，進行して肝不全にいたる．手術による加療を行うが，術後も上行性胆管炎，門脈圧亢進，食道静脈瘤，肝機能障害とその増悪を生じ得るため，生涯にわたる医学管理が必要となる．

　肝機能不全がある状況では，エネルギー代謝が亢進し安静時の約 1.5 倍のエネルギーが必要であるとされている．

　肝機能障害により糖質の利用効率は低下しており，筋などの体蛋白質の異化亢進がみられると教科書的には記載されている．分枝鎖アミノ酸 (BCAA) がエネルギー源として大量に消費されるようになり，その血漿濃度は低下する．肝臓で分解される芳香族アミノ酸 (AAA) が肝機能の低下により分解されなくなり，その血漿濃度は上昇する．BCAA と AAA の比 (BCAA/AAA) をフィッシャー比とよび，正常では 3～4 である．肝不全の時にはそれが 1.8 未満に低下し，肝性脳症の際には 1.0 以下になるとされる．

　胆汁が消化管への排泄が減少すると，脂質と脂溶性ビタミンの吸収が低下する．また Ca や P，Mg，Zn，Se などの吸収も減少するが，胆汁に排泄される Cu，Al，Mn などは体内に蓄積されてしまう傾向がある．

　先天性胆道閉鎖症では，肝移植が適応となることも少なくない．

(B) 栄養法のポイント

　脂肪のうちでも長鎖脂肪酸，必須脂肪酸，脂溶性ビタミンの不足に注意が必要である．中鎖脂肪酸は胆汁がなくても吸収されるので，エネルギー源として利用できる．

　基本的には体重年齢換算による栄養，蛋白質量を基準とし，その 120～150％の投与を目標とする．また，脂溶性ビタミン，ミネラル，微量元素を補充・調整を行う．乳児でも栄養失調を認めれば，成分栄養剤の併用を考慮する．BCAA を多く配合した製品としてエネーボ配合経腸用液なども利用可能であるが，小児での安全性に不明確な部分があり，慎重な観察の基に投与する必要がある．

(C) アセスメント

　門脈圧の亢進などによる消化管出血と絶食を繰り返す場合には，より積極的な栄養管理が必要になる．常に低アルブミン血症や蛋白質の異化亢進，血漿アミノ酸不均衡（フィッシャー比の異常）が存在することを念頭に評価のための検査を行う．血算，肝機能，ビタミン，微量元素，電解質も同様に定期的に評価する．

　画像検査，内視鏡検査などにより腹水や門脈圧亢進，脾腫などの評価，消化管出血に関する評価も怠らないことが必要である．

(D) 栄養法の進め方

　アセスメントに基づく栄養管理を行う．腸内でのアンモニア産生を増加させる可能性がある便秘を予防するため，食物繊維の積極的な投与やプロバイオティクスや緩下剤の投与も必要に応じて考慮する．腹水に対しては塩分制限や利尿剤が必要になることがある．肝性脳症では，蛋白質摂取制限やラクツロースの投与を行う．

　一般的には，エネルギー 80 kcal/kg/日，蛋白質 1.0 〜 2.0 g/kg/日に加えて，経静脈的な必須脂肪酸の投与と脂溶性ビタミンの経口投与を行う．

(E) トピックス

・小児の脂肪肝

　小児の脂肪肝は通常は非アルコール性脂肪肝であり，その多くは過栄養性脂肪肝であり，小児のメタボリックシンドローム患者に多い．したがって，栄養・食事指導と運動療法による体重コントロールが最も重要な治療法である．成人と同様，この種の脂肪肝のある児では，糖尿病や脂質異常症あるいは高血圧の発症リスクが高い．

　過栄養性脂肪肝の患児には，体重を標準体重に近づける努力よりも体重を増やさない努力の必要性を説く方が治療コンプライアンスがよい．単糖類や二糖類を多く含む菓子，果物，ジュース類を控える．バターや鳥獣肉など飽和脂肪酸の過剰摂取は避け，多価不飽和脂肪酸を多く含む魚や植物

性脂質は制限しない．食物繊維やビタミン，ミネラルを摂取するよう指導し，成人後の飲酒を避けるように指導する．管理栄養士による栄養・食事指導を本人と保護者を対象に行う必要がある．

7　心不全

　小児の心疾患のうち，栄養管理の必要性が高いのは心不全を伴う先天性心疾患である．

(A) 病態について

　先天性心疾患に伴う慢性的な心不全は，成長・発達の遅れをもたらす．さらに，心不全の管理のために水分制限が必要な症例が多いことも栄養管理上での問題になりやすい．また，一般に食欲が進まない患児が多く，食事指導が難しいことも少なくない．

　うっ血性心不全により心臓が消費するエネルギー量が亢進しており，全身の身体の成長障害の原因になる．これには，うっ血性心不全により呼吸努力によるエネルギー消費の増大，心筋酸素需要量の増大，自律神経亢進が関与しているとされる．チアノーゼを起こす酸素不足が，エネルギー消費の増大と成長障害の増悪を引き起こす．チアノーゼや肺高血圧はIGF-1（インスリン様成長因子1）の産生低下を惹起し，成長障害につながる．IGF-1は，細胞の成長と神経発達に関係があるとされる．また，先天性心疾患に伴う染色体異常が成長障害の原因であることもあり得る．

(B) 栄養法のポイント

　成長曲線を利用した経過観察を行いながら，心疾患による成長障害と低栄養による成長障害を区別しながら，「日本人の食事摂取基準」を参考にバランスのよい栄養管理を行う．

(C) アセスメント

　心不全の評価と成長評価を行い，その時々の病態の変化を的確に把握し

ながら栄養評価を行うことが必要である.

(D) 栄養法の進め方

　標準栄養摂取量を示した「日本人の食事摂取基準」を参考に栄養管理を行うことが基本である．しかし，水分制限が必要な場合には，中鎖脂肪酸製剤であるMCTオイルなどNaを含まない高カロリー栄養剤をミルクに混ぜるなどして，低水分・高エネルギー投与を行うことが有用である．幼児以降では，水分量を少なくするための1.5 kcal/mLのエンシュア®・Hのような経腸栄養剤（経口・経管両用）を用いる選択肢もある．この製剤はバニラ，コーヒー，メロン，黒糖，バナナのほか，イチゴのフレーバーも開発されている．

　術前は体格を大きくすること，体重の増大を目標に栄養管理を行うが，150 kcal/kg/日を超える栄養を投与することは難しく，心不全のコントロールを行って心不全そのものを軽快させる必要性が増す．心不全が増悪するほど必要栄養量は増大する．

　術後は心不全の軽快により成長の改善が期待できるため，年齢や体格にあった栄養摂取量を維持し，バランスのとれた食事指導を中心に置くことが必要になる．しかし，可能な限り，低水分で低Naの食事を意識することが必要であるといわれている．

(E) トピックス

- 小児の貧血

　小児で最も多く認められる貧血は，鉄欠乏性貧血である．この貧血が多くみられる時期は，鉄分の消費量が大きくなる成長期である乳幼児期と思春期である．女子では思春期には月経に伴う出血性貧血としても鉄欠乏が生じやすくなる．乳幼児期の鉄欠乏性貧血は鉄の吸収を阻害する先天性疾患がない限り，多くは適切な食事により治癒するといわれているが，実際には鉄剤投与が必要な例もある．

　牛乳貧血は，牛乳アレルギーや乳糖不耐症よりも，牛乳の過飲による

満腹感の持続により食欲が減退し，他の食品を食べる量が少なくなることで栄養不足が生じることが主な原因となる．鉄欠乏性貧血は，動物性ヘム鉄の摂取により予防可能であり，肉類や魚を食べているという問診だけで"良し"とするのではなく，コンビーフやマグロフレーク，ツナ缶の利用なども塩分過剰摂取の回避方法などとともに適切な摂取の仕方を指導することは，鉄欠乏性貧血の予防や治療に有用である．

森は，鉄欠乏生貧血のある乳児では71%に成長曲線での体重増加の鈍化がみられたと報告している（森 蘭子．外来小児科学会一般演題・口演 O-30-30E．2009）．母親の鉄分摂取が少なく母乳栄養をしている場合，離乳食の内容が不適切な場合に乳幼児の鉄欠乏性貧血は生じやすい．この報告では，出生体重が2900gで食物アレルギーがある乳幼児でも鉄欠乏性貧血が起こりやすいとされ，不機嫌やひどい夜泣きのような神経症状がみられるという．乳児健診や1歳半健診において成長曲線からの乖離や上記のような神経症状がみられる児，食べる量が少ないという相談がある児では，積極的に検査を行う意義があり，血清フェリチン値が50〜100（可能なら約100）ng/mLになるまで鉄剤の投与を行ったり，食事指導を行ったりするべきである．

また，学童の鉄欠乏性貧血の60〜70%にヘリコバクター・ピロリ感染が関与しているという報告を基にピロリ菌を除菌することで鉄欠乏性貧血を改善できる可能性が高いとする文献もみられるが，十分なエビデンスがあるとはいえない．

小児の貧血は，まず原因の確認と適切な食事指導が最優先されるべきであり，鉄分の摂取量は「日本人の食事摂取基準」などを参考にするとよい．

• 慢性心不全と貧血

成人でも小児でも心不全，特に慢性的な心不全には約半数の症例で貧血が認められ，その多くは鉄欠乏性貧血の所見を呈する．血管内の水分が過剰になっているためにみかけ上の貧血を呈する場合もあれば，循環不全による鉄分の過剰消費，消化管からの吸収障害，合併する消化管出血による

貧血などの要因も考慮すべきであり，成人および小児の心不全診療ガイドラインにもさまざまな理由や対処方法が記載されているものが本邦や海外でも刊行されている．

ヘモグロビンが 8〜9 g/dL をきるなど著しい貧血では心臓を含む全身への酸素供給の確保を目的に，血行動態の安定を考慮し，輸血が実施されることが少なくない．しかし，どの年齢であっても明確な輸血基準は確立していない．

腎性貧血で使用されるエリスロポエチン製剤が成人慢性心不全患者で腎機能低下例に投与されてある程度の効果が得られることが知られているが，小児については，エビデンスはない．しかし，成人でも小児でも実地臨床では貧血対策として鉄剤を投与されることもある．鉄剤の投与は嘔気や食欲不振を惹起することも少なくなく，特に小児では食欲不振を増悪させることがある．したがって，鉄欠乏性貧血の合併を当初から念頭に置いた食事・栄養管理が最も必要であると考えられる．

8　腎疾患・腎不全

栄養管理の必要な小児腎疾患は，小児特発性ネフローゼ症候群，慢性腎不全が主なものである．溶連菌感染後の急性糸球体性腎炎（AGN）は，近年は少ない．

(A) 病態について

小児特発性ネフローゼ症候群は高度蛋白尿と低蛋白血症・低アルブミン血症を呈する腎疾患であり，それにともなって浮腫や脂質代謝異常を呈するが，その90％以上はステロイドにより軽快する．慢性腎不全は非可逆的腎障害を呈する各種疾患からなる症候群であり，後述のように糸球体ろ過量（GFR）が低下した病態である．溶連菌感染後の急性糸球体性腎炎は，GFR の低下と Na の貯留による浮腫と高血圧，乏尿を呈する．小児の慢性腎不全の原因として，先天性尿路奇形・閉塞性尿路疾患が約半数であるといわれている．他に，遺伝性腎疾患，糸球体性腎炎，間質性腎炎な

どさまざまな疾患が原因となる．

(B) 栄養法のポイント

　特発性ネフローゼ症候群では，塩分制限を行うが，水分制限は行わない．AGN に対しては，血圧や浮腫に応じて塩分制限，K 制限，水分制限を行う．小児の慢性腎不全に対しては，GFR 低下の抑制，水・電解質バランスの適正化，尿素窒素などの蓄積による尿毒素の体内蓄積防止，QOL の向上と成長障害の抑制を目的とした栄養管理を行うことを栄養管理の目標とする．

　透析導入前における栄養管理の基本は，食事療法（経腸栄養）であり，成長発達を考えたエネルギー投与を行う必要がある．原則的には蛋白質の摂取制限は行わないが，高尿素窒素血症があれば蛋白質の摂取制限を行う．

(C) アセスメント

　腎機能検査，電解質濃度の検査を血液と尿について行う．また，体重と尿量によって体液量の変動を管理することも必要である．また，小児慢性腎不全患者は，発熱や下痢，嘔吐などで容易に脱水を生じ，腎機能低下が増悪しやすい．したがって，脱水の評価を行って早めに輸液を行うことも必要であると考えられる．代謝性アシドーシスや高血圧，心不全などの異常に対する配慮も必要である．

　小児の慢性腎臓病（CKD）による腎不全は，検尿異常，血液異常，画像所見や病理所見の腎臓障害を示す異常所見があること，および，腎臓が 3 カ月以上にわたり GFR が 60 mL/分 /1.73 m^2 未満を示す状態である場合の両方または一方を確認できる状態をいう．GFR が 15 mL/分 /1.73 m^2 未満は末期であり，透析が導入される．末期の GFR 値を上回っている場合でも，臨床症状や他の検査データから透析が開始される症例もある．

(D) 栄養法の進め方

「日本人の食事摂取基準」に従って，食事療法を進めることが基本である．乳幼児では，病態に則した特殊ミルクを利用することも考慮する．細胞外液量増大・高血圧に対しては食塩制限を行い，高K血症にはK制限を行い，高窒素血症や高P血症や代謝性アシドーシスに対しては蛋白制限を行い，P制限も高P血症では蛋白質制限とともに行う．骨代謝に関しては，Pだけではなく，Ca，ビタミンDなどのモニタリングも定期的に行う必要がある．

乳幼児ほどエネルギー摂取不足が成長障害を大きくするので，特に2歳以下では注意を払う必要があるとされることが多い．食事摂取量は「日本人の食事摂取基準」に達せず，体重増加が認められない小児に対しては，経管栄養も考慮するべきである．小児の腎不全による成長障害は，鉄あるいは亜鉛欠乏症のよう微量元素を含めた栄養摂取不良に加えて，カルニチン不足，体液異常，骨塩類代謝異常，内分泌異常などさまざまな要素が関与する．したがって，これらに対する十分な管理が必要である．

小児の経口・経腸栄養剤として服用コンプライアンスのよさからラコール®が選択される傾向があるとされるが，レギュラー投与を始める前に試験的投与を行って服用可能かどうかを確認する方が安全である．このような経口・経腸栄養剤がうまく服用できない場合には経管栄養を考慮する必要が生じる症例もある．透析を開始している場合には，経静脈栄養が併用されることも少なくない．エンシュア・Hも味によって好みがあり，試す価値はあると思われる．

JSPENガイドラインでは，小児の慢性腎臓病では，透析導入の前には成長障害を考慮した栄養管理を小児腎臓専門医と必要に応じて協議して栄養管理を行い，骨代謝に関するモニタリングを行い，高P血症や高尿素窒素血症などの問題がない限り，蛋白質の摂取制限は行わないことが明記されている．

(E) トピックス
・腎尿路結石に対する食事療法

　結石の成分に応じた食事療法を行うことにより，結石成分が尿中に排泄される量を減らすことで，結石を予防することが食事療法の目的である．したがって，まず患児の食事の内容・傾向を知る必要もある．シュウ酸結石以外の結石の場合には，野菜は結石形成の予防に一般的に有効であるとされる．野菜はMgを含み，腸におけるCaの吸収を減らす傾向がある．動物性蛋白質はCa，シュウ酸および尿酸の尿中排泄を増やし，クエン酸の排泄を減少させる．したがって，動物性蛋白質を多く摂りすぎることは結石予防に好ましくなく，植物性蛋白質を動物性蛋白質と同等に摂取することが望ましい．乳製品や牛乳は年長児が1日600 mg以上のカルシウムを摂取している場合のみ制限する．ただし，骨代謝のためには，過剰は制限をすべきではない．また，過剰なカルシウム摂取制限は尿中へのシュウ酸の排泄を増加させるとされている．

9　呼吸器疾患

　急性咽頭炎，急性肺炎のように小児の呼吸器疾患の多くは，呼吸器感染症である．その多くは一過性であり，短期間の治療で治癒し，通常は栄養管理を必要としない．呼吸器感染症を契機に全身状態が悪化する基礎疾患がある症例では，感染症とともに基礎疾患の治療を行い，その基礎疾患に対して必要な栄養管理があれば，その管理を実施する．

　栄養管理が必要になるのは，重症呼吸障害や新生児期からの慢性肺疾患（chronic lung disease: CLD）による慢性呼吸障害による栄養障害に陥るリスクのある児のことが多い．

(A) 病態について

　呼吸障害のある児では，呼吸という仕事量が増大することでエネルギー消費量が大きくなることが多い．努力性呼吸は，大きなエネルギーを必要とするのである．逆に，人工呼吸器により呼吸管理されている児では，換

気のためのエネルギー消費量が減少し，水分必要量も減少する傾向にある．慢性肺疾患の患児では，新生児期からの慢性的な栄養障害に陥る傾向が強く，成長障害を防ぎ，あるいは軽減することを意識した計画的な栄養管理が必要になることが多い．多くの例では，経腸栄養により管理ができるが，呼吸障害が強い例や合併症によるエネルギー消費の増大ないし栄養吸収障害などの問題がある例のように目標とする投与エネルギー量を実現することが難しい場合には，静脈栄養による栄養補給も行う必要が生じ得る．CLD児の多くは健康小児よりも15〜30%以上多くのエネルギーを必要とするものと考えられる．

(B) 栄養法のポイント

CLDを代表とする高度ないし慢性的な呼吸障害がある児に対しては，呼吸管理を効果的に行うことを目的に水分負荷を多くしない配慮が必要であり，経腸管栄養剤や母乳，人工乳などを使用するほか，低出生体重児用ミルクやMCTオイルなどのエネルギー含有量の多いものを投与することが少なくない．経腸栄養だけでは不十分と考えられる場合には躊躇なく静脈栄養の併用も考慮することが必要である．

(C) アセスメント

呼吸機能，循環動態，身体の成長曲線，定期的な血液検査による栄養評価を含む多面的なアセスメントが必要である．また，栄養法を選択するために，嚥下障害の有無，胃食道逆流の有無などを評価することも必要である．

(D) 栄養法の進め方

「日本人の食事摂取基準」を参考に，標準よりも15〜30%あるいは35%程度増量したエネルギー量を投与することに努める．MCTオイルにはマクトンオイルなどの商品も販売されている．乳児期でも人工乳や母乳ではエネルギーや蛋白質が不足すると考えられる場合には，アイソカル

ジュニアなどの経腸栄養剤を積極的に利用する．鉄剤，複合ビタミン剤，ビタミン D 製剤も通常量よりも多く投与する必要性がある児も多く存在する．また，ビオチン，カルニチン，セレンなどの欠乏症に注意が必要であり，エネルギー源として炭水化物を多用することは避ける．カルニチンやセレンは医薬品の経腸栄養剤だけでは不足するため，市販の食品サプリメントやエルカルニチンのような医薬品などで対応する必要もある．カルニチンやセレン，モリブデンあるいは魚油を含む経腸栄養剤として，エネーボ配合経腸用液がある．この製剤は，経口・経管栄養剤として使用可能で，1.2 kcal/mL とカロリーが摂りやすく BCAA の比率も高いとされるが，味はバニラ味しかなく，小児用としては十分には安全性と有効性が確立しておらず，補助的な使い方がよいと思われる．

　なお，経腸栄養剤の投与を重視するあまり，強引な経口摂食の制限は行ってはならない．それは，摂食機能に障害を生じる可能性を減らすためである．

(E) トピックス

- 小児の肺炎と抗菌薬

　近年，小児の肺炎による入院がオゼックス®やオラペネム®といった広域抗菌薬の普及によって減少しているとする主張が一部でなされていると聞くが，私にはそうは思えない．むしろ，インフルエンザ菌 b 型ワクチン（Hib）や肺炎球菌ワクチン（PCV7）が発売されて 3 ～ 4 年を経過してから小児の肺炎が減る傾向があるのではないか，という意見もある．どちらの抗菌薬を使ってもインフルエンザに合併する肺炎球菌性肺炎はそれほど減少したとは思えないというのは私の個人的見解である．まして，慢性肺疾患や重症心身障害がある児では，抗菌薬よりも予防接種の影響が大きいのではないか，と思うのは私だけではないだろう．しかし，残念ながら現時点ではそれを確認できる十分なデータはない．

　なお，オゼックスとそのジェネリック品は，本書執筆中の時点では，保険適用のある菌種としてマイコプラズマの名前は添付文書中には記載がな

く，適応症の欄にもマイコプラズマ肺炎の名前は記載されていない．にもかかわらず，マイコプラズマ肺炎にオゼックスが有効であるとして，保険請求明細書には急性肺炎とマイコプラズマ肺炎の疑いという病名のみを記載して，マイコプラズマ肺炎という確定診断名を記載していないと考えられる例が少なくないと思えるのは，不思議な話である．基礎疾患の有無はもちろん，これらの抗菌薬によって小児の急性肺炎による入院が本当に減っているのかどうか，十分なエビデンスがないにもかかわらず，副作用発現の心配が大きい2歳未満の幼い児にまでこれらの抗菌薬を処方することが倫理的に許されるのかどうか，私にははなはだ疑問である．

10　食物アレルギー

小児のアレルギー性疾患には，気管支喘息，アトピー性皮膚炎，じんましん（蕁麻疹），アナフィラキシーショック，鼻アレルギー，アレルギー性結膜炎などさまざまなアレルギー性疾患があり，それぞれ食物に対するアレルギーが関与するもの，食物に対するアレルギーが関与しないものがある．鼻アレルギーに食物に対するアレルギー，つまり，食物アレルギーが関与することは少なく，じんましんのようにアレルギーが関与しないものが含まれる疾患もある．

(A) 病態について

食物アレルギーは，食物が消化管を通過する際に生じるアレルギー反応によって，主に皮膚・粘膜に多彩な症状を示す疾患と解することもできる．その症状は，皮膚ではじんましん・湿疹・皮膚炎，のどの違和感，呼吸器系では喘鳴・呼吸困難・咳嗽・鼻汁など，消化器系では腹痛・下痢・嘔吐など，神経系では眠気など，循環器系では血圧低下などを引き起こす．症状の組み合わせにより，食物アレルギーはいくつかのタイプに分類される．

・新生児消化器症状

新生児のミルクアレルギーの項で既に解説したように，新生児期から

早期乳児期においてミルクの哺乳により不活発，腹部膨満，嘔吐，哺乳力低下，下痢あるいは血便などの症状を呈する場合をいう．この症状の出現は IgE 非依存性であることが多く，その後に症状が寛解することが少なくない．

・食物アレルギーが関与するアトピー性皮膚炎

乳児期に発症することが多く，鶏卵，牛乳，小麦，大豆などがわが国では原因であることが比較的多く，IgE 依存型アレルギーが多いとされる．多くの症例では，成長とともに症状は寛解するといわれている．

・即時型食物アレルギー

じんましん，アナフィラキシーのようにアレルギーの原因となる食物を摂取してから 15 〜 30 分以内という短時間のうちに症状が出現するタイプをいう．乳児期から成人期のいつでも初発する可能性がある．原因となる食物は，乳幼児期では鶏卵，牛乳，小麦，そば，魚類など，学童から成人ではエビやカニ，魚類，小麦，果物，そば，ピーナッツなどがわが国では多いとされる．IgE 依存型のアレルギーである．

・食物アレルギーの特殊型

これには食物依存性運動誘発アナフィラキシーと口腔アレルギー症候群が含まれる．軽症の食物依存性運動誘発アナフィラキシーの類似疾患として食物依存性運動誘発喘息もあり，これらの原因食物としては，小麦，エビ，イカなどが多いとされ，学童期から成人までにみられることが多い．口腔アレルギー症候群は，口腔内の違和感・異常感・不快感，呼吸困難感などを主症状とするが，アナフィラキシーを生じる可能性もある．こちらは，幼児期から成人まで発症する可能性があり，原因食物は果物や野菜が多いといわれている．特殊型は，いずれも IgE 依存型アレルギーである．

第 4 章　さまざまな病児に対する栄養管理

(B) 栄養法のポイント

　食物アレルギーの治療の原則は，正しい診断に基づいた必要最小限の原因食品の摂食制限であり，完全除去を強行することは却って食物アレルギーを重症化させる危険性があり，回避すべきである．加熱や加水分解などによる低アレルゲン化食品の利用は考慮する価値がある．また，子どもの成長状況を加味した代替栄養食品の使用も必要になる．

　医師の監督下でアレルギーの原因になる食品を計画的に摂取する特異的経口耐性誘導法（経口減感作療法）が近年になって実施されるようになった．この治療法は，負荷試験での反応が比較的軽症である食品を対象に，その食品を1日数回にわたって少量ずつ摂取させて免疫学的耐性を獲得させ，アレルギーの根本的な治癒を目標とするものである．

(C) アセスメント

　皮膚試験，食物除去試験，食物負荷試験を原因である可能性が疑われる食物を中心に実施し，原因食物を食事日記によって確定することが第一である．

　次いで，成長曲線を用いた小児の成長を評価し，栄養状態を把握することが大切であり，食事の摂取量については「日本人の食事摂取基準」を基本とする．

　アレルギー症状が軽い食品と強い症状を惹起する食品をできるだけ明確に区別することが必要である．

(D) 栄養法の進め方

　必要最小限の食事制限・除去食を行う場合にも，常に栄養学的・心理的・社会的側面を配慮する必要がある．すなわち，必要な栄養を十分に摂取できるよう代替食品や抗原性がより低くなる調理法の指導などを行い，制限すべき食品があることへのストレスやアナフィラキシーなど疾患に対する不安が時にはトラウマになることを理解したうえでの心理的な配慮，家族や親戚などの人間関係，学校や幼稚園・保育園での生活における問題

発生を回避するための配慮を含めた指導や説明を行うことを忘れてはならない．

(E) トピックス
- 食生活の違いと食物アレルギー

　わが国では，小児の食物アレルギーを起こす食物としては，鶏卵，牛乳，小麦，大豆が多いことはよく知られている．中国では小児の食物アレルギーは，パイナップル，キウイ，マンゴー，ピーナッツ，大豆が多く，アメリカではピーナッツ，小麦，鶏卵，大豆が多いことが知られている．中国では安価な果物が路上で年間を通じて売られており，大量に消費される．大豆は豆乳としても大量消費されているが，ピーナッツも花生醤という飲料に加工して大量消費される．アメリカではパンにピーナッツ・バターをたっぷりとつけて食べる人々が多い．中国では，生後4カ月以降に鶏卵を溶いて水で薄めたものを蒸して，そのうちの少量から開始する離乳食を与えており，日本人よりも鶏卵アレルギーの頻度は低いようである．つまり，食生活の違いが食物アレルギーの原因の違いに反映されているのかも知れない．

　また，アメリカやスイスなどでは，抗菌薬の投与により腸内細菌叢が撹乱されることでアトピー性皮膚炎などのアレルギー疾患を発症するリスクが高くなるという研究報告も示されており，今後に注目する必要があると考える．

11　悪性腫瘍

　小児の悪性腫瘍（小児がん）は，成人のそれに比べて抗がん剤に対する感受性は高いといわれるが，副作用および疾患による症状としての嘔吐や食欲不振，体力の消耗や栄養不良に注意を払う必要性もより多くを求められる．

(A) 病態について

　一般的に，4歳頃までの発症が最も多いとされ，急性リンパ性白血病が最も多い傾向にある．成人に比べると予後はよいものの，不幸な転帰をとる例も少なくなく，通常の治療はもちろん，小児の緩和ケアに際しても嘔気，嘔吐，下痢，便秘などの問題とともに食欲や栄養のケアも大切なものとなる．しかし，現時点では「小児白血病・リンパ腫診療ガイドライン」に，栄養管理についてほとんど触れられていない．

　小児の悪性腫瘍に対する治療の柱は化学療法，外科療法，放射線療法であるが，それぞれの腫瘍に対する治療方法は「プロトコール」とよばれる多くの病院間で共通の手順が策定されており，使用する抗がん剤の種類とその組み合わせ，投与量，投与間隔などは統一されている．各プロトコールにより，どのような副作用が多い傾向があるか，などが知られているが，症例毎のニーズに合わせた対応が肝要である．

(B) 栄養法のポイント

　小児悪性腫瘍に対する治療の周術期や化学療法実施時には，エネルギー代謝が亢進し，必要栄養量は通常よりも多くなる．しかし，同時に消化管機能の低下，嘔気，嘔吐，便秘，口内炎，味覚障害，食欲不振などにより経口摂取量は減少することが多い．そのため，容易に蛋白・エネルギー栄養障害が生じる．栄養障害を予防し，治療による合併症を制御し，効果的な治療を継続実施するために，支持療法として栄養管理は重要である．

　「日本人の食事摂取基準」を参考に，栄養素を10〜15%程度増量することもある．エネルギー消費が大きいと考えられる時期は，間接熱量計によるエネルギー消費量を測定することが望ましい．

　また，表5に示すように，栄養不良の誘因は多く，個々の児をしっかりとアセスメントし，必要なサポートを栄養面だけではなく，治療や心理面でも実施していく必要があることも留意したい．

表5 小児悪性腫瘍における栄養不良の誘因

心理的因子
・学習性味覚拒否（経験により食べ物を不味いと思い込むことなどによる拒否） ・食欲不振　・ストレス障害　・嘔吐や腹痛などへの予期不安 ・味覚や嗅覚の変化　・家族や医療者に対する感情など
治療関連因子
・化学療法による嘔気や口腔粘膜炎，腸管機能の低下など ・放射線療法による腸炎やイレウスなど ・外科療法による侵襲・疼痛など
悪性腫瘍による直接的影響
・機能障害　・基礎代謝の亢進　・食欲抑制　・体組成変化など
宿主因子（児自身の因子）
・成長に必要な栄養量の増加　・エネルギー消費の変化 ・サイトカインによる食欲不振など

（Sonneville, et al. Manual of Pediatric Nutrition, 5th. edition. People's Medical Publishing House; 2014. p.512-8 から改変）

(C) アセスメント

　身長，体重から栄養状態を評価することはもちろん，血液検査，身体構成成分の評価を行う．食事の摂取状況や脱水，腎機能，肝機能の評価は重要であり，治療中も定期的にこれらのすべてを評価し直すことが求められる．急性期相蛋白（rapid turnover protein: RTP）も，栄養評価に有用であるといわれている．

(D) 栄養法の進め方

　可能な限り経腸栄養を実施すべきであるが，治療に伴う消化管機能障害の大きさのために中心静脈栄養（TPN）に頼る必要がしばしば生じる．TPNを実施する際のデバイスとしては，末梢挿入式中心静脈カテーテル（PICC）が推奨され，アミノ酸の負荷が過大とならないように原則的に小

児用アミノ酸製剤を使用する方が安全であるといわれている．

　特に，急性期や急性あるいは慢性の移植片対宿主病（GVHD）による胃腸障害がある場合には躊躇なくTPNを実施すべきである．

　状態が安定している場合には，経口栄養や経管栄養を適切な栄養摂取が可能になるように組み合わせて利用する．味覚障害により，通常の小児病院食がほとんど摂取できないことも多い．小児の緩和ケアでもそれは同じであるが，緩和ケアも通常の悪性腫瘍に対する治療と同様に決して敗北への歩みではなく，病児が病児らしく生きる大切な営みであると捉え，できるだけ子どもらしい食事に近づける努力や食行動の維持をすべきである．もちろん，いかなる症例でも必要に応じて胃瘻の増設を考慮すべきである．

　TPNとしては，新生児などではリハビックス®-K2号液やプレアミン®-P注射液，乳児以上ではハイカリック®液-3号など，6歳以降ではその他にアミニック®輸液やピーエヌツイン®-3号液などが補助剤となる栄養剤とともに使用されることが多い．

(E) トピックス

- 中国における幹細胞移植の現状

　私がかつて，在籍していた上海のセントミカエル病院では欧米の医師が中心となって，欧米やアラブ諸国の富裕層患者を対象として幹細胞移植を行っている．パーキンソン病患者では黒質を形成する細胞に分化する幹細胞を移植することで症状の進行が停止する症例，症状の進行が明らかに緩解する症例，症状が改善する症例があった．また，小児の網膜芽細胞腫の術後で完全に失明した患児に対する網膜に分化する幹細胞の移植により，患児が光を取り戻した症例，形状が知覚できるまでに改善した例もあった．このような幹細胞移植の治療効果や安全性に関する十分なエビデンスはまだ得られていないが，世界では既に臨床応用が開始されている．中国では，現在は欧米の医師や技術者たちが，中国人医師や技術者に対する細胞培養など幹細胞移植に必要な技術を積極的に指導しており，各地で熱心に研修・研究が行われている状況にある．

12　小児集中治療と栄養管理

　小児 ICU（PICU）に収容される重症小児患者の栄養管理の要点を述べる．

(A) 病態について

　心疾患，感染症，アシドーシスなどさまざまな病態が重なった重症患児は，成人と同様にエネルギー消費量がきわめて増大している状態であると考えられる．とりわけ，心肺停止からの蘇生後などの重症状態では，回復のためのエネルギーや蛋白質の需要量は著しく大きいと考えられる．呼吸管理のために筋弛緩剤が使用され，意識レベルの低下や神経障害なども加わり，経口摂取が困難になることが多い．しかし，筋弛緩剤を使用している以外に胃腸の機能に異常をきたす要因がないのであれば，経腸栄養は基本的に実施可能である．また，カテコールアミンを使用している場合でも，循環動態がある程度に安定化していれば，経腸栄養は可能である．経腸栄養が実施困難な状況では，積極的に末梢挿入式中心静脈カテーテル（PICC）による経静脈栄養を開始する．

(B) 栄養法のポイント

　重症患児であっても，可能な限り経腸栄養を行う．そのために，経鼻胃管などにより栄養剤の低速度持続投与や経鼻空腸カテーテルによる幽門よりも後部への栄養剤投与を試みるなど，状態に応じた工夫を行った経腸栄養を試みることが必要である．

　目標エネルギー量は，「日本人の食事摂取基準」の 10 〜 20％程度上回る量として，経腸栄養では不足する部分は静脈栄養を利用する．健康小児を対象とした栄養所要量に関する推定式もあるが，重症症例では利用価値は低いと考えられている．心拍数，呼吸数，心拍出量の増加とともに体温が上昇しエネルギー消費量が増大する場合があることに留意する．逆に呼吸抑制，循環動態の悪化によりエネルギー消費量が低下する場合もあるが，栄養を十分に供給できない場合には，長期に及ぶ低栄養状態が持続す

ることが少なくなく，血糖値や循環動態に注意しながら行う静脈栄養は必須であると考えられる．

(C) アセスメント

循環動態，血糖，体温や血液検査のモニタリングを行う．可能であれば，間接熱量計によるエネルギー消費量の測定を行う．測定が困難な状況では，同年齢，同性，同体重の健康小児の推定エネルギー必要量から栄養投与を開始し，モニタリングしながらエネルギー投与量を変更していく姿勢を保つ．

(D) 栄養法の進め方

基本的な栄養投与量は以下の表のように実施することが多い．

表6 小児ICUにおける栄養投与量の目安

蛋白質	0〜2歳: 2.0〜3.0 g/kg/日 2〜13歳: 1.5〜2.0 g/kg/日 13〜18歳: 1.5 g/kg/日
脂　質	0.5 g/kg/日 → 1.0〜2.0 g/kg/日
糖　質	カロリー全体の40〜50%

脂質は少量から開始し，生化学検査でTG（トリグリセリド，中性脂肪）の値を参考に1.0〜2.0 g/kg/日の範囲で調整する．水分過剰を回避するための工夫として，MCTオイルの使用や高カロリー経腸栄養剤の使用も考慮する必要がある．

静脈栄養には，リハビックス-K2号液やプレアミン-Pなど，児の年齢や必要なエネルギー量，栄養素によって製剤の組み合わせを工夫する．経腸栄養は4〜6日程度の日数をかけて確立させる．急ぐと嘔吐や下痢，循環動態の悪化も起こり得るので，慎重さを要する．血糖値は低血糖も高血糖も避けるべきである．血糖値によって，糖質（炭水化物）の投与量を調節することが必要である．

(E) トピックス

・小児集中治療における栄養管理のエビデンス

　小児に対する栄養管理に関するエビデンスは集中治療の分野では，他の分野に比べてさらに乏しいといえるのが実情である．疾患罹患時の体重と健常時の体重比を栄養評価方法としていつからいつまで十分な評価が可能なのかということも，十分なエビデンスがあるとはいえない．上腕三頭筋皮下脂肪厚や上腕筋囲も栄養評価に有用であるとされるが，個人差が大きく，参考程度と考えるべきかも知れない．単独項目の評価ではなく，全体的な栄養管理の指標を総合的に評価すべきであるというしかないのが実情である．

　経腸栄養法が集中治療領域でも第一選択と考えられるのは，生理的であり，静脈栄養に比べて急速な高血糖を回避しやすく，消化管粘膜の機能を保持できることや，腸内細菌叢を維持することによる免疫機能の改善を図れるのではないかという期待が考えられること，入院から24時間以内の短時間での利用が可能である可能性が期待できることなどが，その理由であろう．また，経空腸栄養では，経胃管栄養よりも高カロリー投与が可能であるということも期待される．経腸栄養剤は，医薬品と食品に分類され，成分栄養剤，消化態栄養剤，半消化態栄養剤，半固型栄養剤，特殊栄養剤に分類される．また，ミルクについては，集中治療の現場においても特殊ミルクやフォローアップミルクなども必要に応じて使われる．成人用として開発され，その後に小児でも使用可能であることが判明した製剤もあれば，より小児に適した小児用製剤が開発されている製剤もある．どの製剤も完全なエビデンスが確立しているわけではなく，常に十分なモニタリングをすべきである．

　高血糖は，その組織障害性や感染症罹患リスク要因になり得るなどの理由で回避すべきであるとされ，急性期から亜急性期にかけてインスリン持続静脈注射による血糖コントロールの適応がある症例があるとされるが，その有用性を十分に示すエビデンスがあるコントロール方法が確立しているとはいえない状況は，以前から変わっていないと思われる．

13　精神・心理疾患と栄養管理

　小児における精神・心理疾患は，精神病だけではなく，心身症といえるものが少なくない．これらの疾患の病態は多様ではあるが，身体因子，心理社会的因子が関与して症状が生じるだけではなく，症状に起因するものを中心にさまざまな不安や抑うつ，あるいは，行動障害が疾患の増悪や症状の変化に関与しやすいという特徴がある．

(A) 病態について

　小児における精神・心理疾患は，小児の精神的発達段階と密接な関係がある．乳幼児期では夜泣き，夜驚症という睡眠障害がみられ，幼児期から出現する周期性嘔吐症は学童期後半から片頭痛に移行する症例もある．幼児期から学童期に多い反復性腹痛は学童期後期から思春期では，しばしば過敏性腸症候群に移行することが知られている．遺尿症と心因性頻尿も幼児期後半から学童期に多くみられるが，後者は思春期前半までみられる症例もある．過敏性腸症候群や片頭痛以外に学童期から増える疾患には，起立性調節障害，緊張型頭痛，過換気症候群がある．これらと学童期から増える摂食障害は成人にもみられるが，成人あるいは成長するほど精神疾患の要素が強くなる傾向があると思われる．

　摂食障害は，器質的・機能的な問題がある摂食嚥下障害と区別すべき問題である．子どもの摂食嚥下障害の病型には多様性がある．成人にみられる神経性やせ症や神経性過食症は思春期に増える傾向がある．偶然に食べ物で窒息する経験をして不安になり，その不安により食べ物をうまく飲み込めなくなる機能的嚥下障害もあり，これを摂食障害と混同してはいけない．嫌いな食べ物を強引に食べさせられることで学校給食をどうしても食べることができなくなる"不安による食欲不振"も幼児や学童ではしばしばみられるものであり，鑑別診断が必要である．友人関係や家族関係が誘因となって，やせ願望はないのに食べることができなくなる食物回避性情緒障害も学童期から思春期に多く，神経性やせ症との鑑別が必要である．また，食後に本人の意思に反して嘔吐してしまう心因性嘔吐もある．

小児のうつ病は，怠けの一種などと周囲にみられがちであり，本人にも病識が乏しく診断が遅れがちであり，しばしば食欲不振を伴う．

(B) 栄養法のポイント

乳幼児や学童の摂食障害は，家族の不安や焦る気持ちを理解しつつ，家族の協力を得て食べられるものから食べる，食べやすい環境で根気よく少しずつ食べさせていくことが必要になる．学童や年長児では，その理解力に合わせた食育を，栄養摂取の大切さや必要な摂取量の解説から丁寧にゆっくりと理解させていくことも有用な治療法になるといわれている．子どもの摂食障害の治療の詳細は，「小児科医のための摂食障害診療ガイドライン」（日本小児心身症学会）などに記載されている．ほかにも不登校や起立性調節障害に対する診療ガイドラインも作成されている．

(C) アセスメント

成長曲線を用いて経時的に栄養状態を把握する．血液生化学検査も補助的に役に立つ例もあるが，それほど有用性は高くない．「日本人の食事摂取基準」と実際の摂取量の比較も有用であるが，まずは個々の小児がかかえる問題の病態を正確に把握することが大切である．下痢と便秘が交互に出現する場合には，それに対応することも考慮する．

(D) 栄養法の進め方

基本的には「日本人の食事摂取基準」に準じた食事摂取を目指す．

小児起立性調節障害では，血圧を維持できるように自律神経系を鍛えるという期待をもって1日15〜30分程度の水泳など運動療法と1.5 L/日以上の水分補給，10〜12 g/日のように塩分を一般小児より3 g/日程度多く摂取させることで，循環血漿量を増やすことが推奨されている．また，弾性ストッキングなどを利用して下半身への血液貯留を防いで血圧低下を阻止する装具や心理療法も併用される場合がある．

起立性調節障害や機能性頭痛は不登校児にもみられることが少なくな

く，過敏性腸症候群も合併することが少なくない．その場合には，整腸剤や抗コリン剤などの使用や食事指導も必要になる．頭痛は一般的な鎮痛剤が無効であれば，トリプタン製剤を使用する．なお，不登校には神経発達障害（自閉症スペクトラム障害などの発達障害）や統合失調症，うつ病，解離性障害，心気障害などの精神疾患が合併している例もあることを念頭に置くべきである．

摂食障害は，神経性やせ症と神経性過食症があり，既述したように心理的な不安などが関与した摂食嚥下障害や器質性の摂食嚥下障害と混同すべきではない．強いやせ願望をもつことが特徴とされる摂食障害は2013年のDSM-5に基づいて診断，分類されるが，自閉症スペクトラム障害との合併例もあることが知られており，注意を要する．食行動異常を改善するために行動療法のような心理学的治療も効果があり，強引に体重を増やすように食べさせるのではなく，柔軟な対応が必要とされる．ただし，極端な栄養障害が認められる例では飢餓に伴う認知障害があり，まずこれを改善するために入院などにより再栄養療法（refeeding）を行う必要がある．しかし，急激な再栄養療法を行うと循環血漿量の急激な変化による心不全の悪化，低P血症，低K血症，低Mg血症，ビタミンB_1欠乏症などを呈する再栄養症候群（refeeding syndrome）が発症することがあり，少量からの栄養投与開始が望ましい．

うつ病では，しばしば全般的な食欲の低下による栄養状態の悪化が認められるが，認知行動療法により食べる習慣を再学習させることで改善を得ることができる症例もある．

(E) トピックス
・神経性やせ症制限型の重症度と血液検査

アメリカ精神医学会によるDSM-5では，摂食障害は回避・制限性食物摂取症，神経性やせ症（あるいは神経性やせ症制限型），神経性過食症，過食性障害などに分類されている．永井らの報告（永井貞之，ほか．日本小児科学会誌．2016; 120（3）: 594-602）によると，神経性やせ症制限

型で入院した際の血液検査では，AST 上昇が 26％，ALT 上昇が 34％，高総コレステロール血症が 53％，高 BUN 血症が 47％に認められ，これらは疾患の重症度と有意な相関関係を認めたとしている．しかし，症例数も 62 例と多くなく，再栄養症候群を発症した症例の報告もあり，今後の検討が待たれる．

14　障害児医療における栄養管理

　一言に障害児といっても，その障害にはさまざまな種類と程度があり，さらに個人差を加味すれば，一括して述べるには無理がある．しかし，咀嚼機能や嚥下能力が保持されている障害については，食事摂取の自立を促す働きかけをすることが有用であることは共通であり，病態に応じたさまざまなアプローチが試みられる．

(1) 肢体不自由児と重症心身障害児
(A) 病態について

　四肢や体幹などにさまざまな運動障害をもつ小児が肢体不自由児であり，精神発達は正常である場合もあれば，軽度の遅れがある場合もある．また，知的障害，視聴覚障害，言語障害，てんかんなどを合併していることもある．四肢や体幹，頭頸部の自発的な動作や動作のバランスの調整が困難であるために，一定の姿勢を保つことが難しい例もあれば，スムーズな咀嚼や嚥下が難しいために摂食できないことがある．舌の動きの制御が困難であるために嚥下できない患児もあり，個々の児の問題を正確に把握することが必要である．運動機能制限には，筋緊張や筋力の異常が原因である場合と神経機能の異常，およびこれらが重複している場合もあり，栄養管理には原因疾患の理解も必要である．

　重度の知的障害と重度の肢体不自由が重複している児を重症心身障害児と定義する．これの児では，身体移動機能ばかりではなく，摂食嚥下機能が未発達であったり，障害があったりする場合が多い．また，呼吸機能や心機能が低下している例も少なくない．

(B) 栄養法のポイント

障害の特徴，病態を理解し，食べやすくする調理形態の工夫をする．栄養摂取に関しては，5年毎に厚生労働省によって改定される「日本人の食事摂取基準」を参考にするのが基本であり，そこに小児の身長や体重の経時的な変化や体格指数などを加味して調整を行う．食事介助だけではなく，食事をスムーズに行える姿勢を保つための椅子やテーブル，装具などを必要とする例もある．

(C) アセスメント

四肢機能の改善や障害の悪化の防止を目指すリハビリテーションを行うために必要なエネルギー摂取量を成長のために必要な摂取量とともに評価することが必要である．また，成長とともに機能的な発達を促すための神経学的あるいは整形外科的・理学療法的ないし作業療法的評価も必要である．成長曲線はもちろん，血液検査などで微量元素などの不足がないかどうかを評価することも必要である．しかし，現時点では血清蛋白質の分析は重症心身障害児の栄養指標になるという十分なエビデンスはない．

障害の性質をよく理解し，子どもの特性を把握することが必要である．

(D) 栄養法の進め方

多くの児は食後に口の中に食べ物が遺残している場合があり，口腔内衛生を維持し誤嚥性肺炎の発症リスクを低減させたり，健康を増進させたりするために，口腔内の衛生を保つことが必要であり，必要に応じて歯科衛生士などの協力を得ることも必要になる．

肢体不自由児，特に重症心身障害児は寝たきりのことが多く，食事の際には座る姿勢もしくはそれに近い姿勢をとらせることが，誤嚥のリスクを減らしてスムーズな摂食につながると考えられる．それが不可能な場合でも，寝たままでも補助枕によって頭部を平素よりも高くし，下肢をリラックスさせる肢位をとらせる，背筋を伸展させるように抱っこをする工夫をするなど，対応策を講じる．

既述のように食事の調理形態の工夫も必要である．経口摂取が難しい場合には，積極的に経管栄養を考慮する．アレルギーがなく，意識レベルが高く鼻で行う呼吸が安定していて気道反射が明瞭に認められる児では，経口栄養を安全に実施可能である．また，経管栄養が必要な場合に第一選択として胃瘻や腸瘻も増設される事例も増えてきている．

(E) トピックス
- 胃食道逆流症と摂食嚥下障害（摂食機能障害）

下部胃食道括約筋の働きと食道と胃が接合する際の角度であるHis角を保つ機能によって，胃の内容物が食道へ逆流しないようにする機能が働いており，この機能がうまく働かないと胃から食道への逆流が生じる．誰でもこのような胃食道逆流症は起こり得るが，重症心身障害児・障害者ではより起こりやすいことが知られている．症状として，嘔吐，吐血，コーヒー様食物残渣の排出が認められるほか，感情や言葉の表出が障害されている障害児では，不機嫌，啼泣などが症状であることも少なくない．不機嫌や啼泣により筋緊張が亢進したり，嘔吐に続く誤嚥性肺炎による呼吸困難で気づかれたりすることもある．肺炎など呼吸に対する対応を行いながら，薬物療法や外科治療も考慮する必要がある．

また，いわゆる拒食症とその近縁疾患，つまり，既述の摂食障害と明確に区別すべき病態として，摂食嚥下障害（摂食機能障害）がある．これは，咀嚼を含めた，食べるという身体機能の障害をいい，嚥下と呼吸を協調させる機能，食物を咀嚼して一塊にする食塊形成機能，すばやい1回の動作で確実に食塊を食道から胃まで飲み込める機能が正常でなければ実現できない．

表7のような原因は，相互に関連しあう．しかし，摂食障害などの精神的疾患による意欲の欠如は，除外して考える必要がある．いずれの原因でも，それぞれに対応したリハビリテーションを行うことも治療上，有用である．

表7 小児の摂食嚥下障害の主な原因

1) 解剖学的形態異常
　…ダウン症候群の巨舌や口腔内形態異常，口唇裂・口蓋裂，ピエール・ロバン症候群やトリチャー・コリンズ症候群のような奇形など
2) 運動障害
　…脳性麻痺，フロッピーインファント，神経筋疾患など
3) 発達遅滞
　…ダウン症候群，精神発達遅滞，発達障害など
4) 感覚障害
　…各種の神経疾患，脳性麻痺など
5) 呼吸の欠如
　…各種の神経疾患，運動障害，奇形など
6) 意欲の欠如
　…精神発達遅滞，発達障害など

(2) 知的障害児
(A) 病態について

　知的障害とは，知的機能と適応行動の両方に制限をもつ障害で，発達期に生じるものであると定義されている．

　知的障害のある児も，運動障害や言語障害が合併している場合がある．知的障害によって摂食量をコントロールできず，過食による肥満も食べないことによるやせもあり得る．また，同様の理由で栄養に極端な偏りが生じ得る．

　知的障害児が一人で摂食が上手くできない理由としては，肢体不自由児と同様に筋緊張や筋力の異常が関与している例，知的障害により食事動作が学習できていない例があり，両者が混在している場合もある．

(B) 栄養法のポイント

　食事をするための動作を学習できていないことが多く，年齢よりも幼い食行動をとる例が少なくない．栄養のバランスを工夫しながら，食べやすい形態に調理する，好きなものと苦手なものをうまくミックスし，食べれば褒める，などさまざまな工夫が必要になることが多い．基本的には「日本人の食事摂取基準」の年齢に応じた食事摂取を目指すが，知的発達の遅れの原因となる基礎疾患がある場合，それが肥満の原因になるかどうかを確かめるなど医学的な要点を把握して栄養法を考えていく必要がある．

(C) アセスメント

　経時的に成長曲線を観察し，エネルギー摂取量の適否を考えながら，好き嫌いなど偏食の有無や程度を把握しながら，血液検査も必要に応じて評価し，栄養状態を観察していくことが必要である．基礎疾患の有無とその病態に関する理解をしたうえで，個人の性格や行動特性も把握する必要がある．

(D) 栄養法の進め方

　知的あるいは精神的要因が大きく影響している場合，経管栄養を長期に受けた経験に満足している児では，経口摂取をかたくなに拒否したり，故意に嚥下あるいは摂食をせずに栄養チューブを指差すなどの方法で経管栄養の再開を要求したりする児もいる．口腔機能，摂食機能に適した形態の食事を与えないと，誤嚥や嘔吐の経験を契機に食事摂取を拒否してしまう児もある．このようなことを知ったうえで，食事の見た目や味，香りを楽しむことを学習させ，他者とのコミュニケーションを楽しみながら食事を摂ることを学習させることも必要である．

(E) トピックス

- 知的障害と知能指数（IQ）

　従来，知的障害があることは知能指数が低いと考えられるのが一般的な

常識であり，精神科領域でもIQの低さが診断基準に含まれていた．しかし，現時点では最新の診断基準であるDSM-5では，知的障害とは，全般的な知能の欠陥と個人の年齢，性別および社会文化的背景が同等の人々と比べて日常生活での適応機能が障害される状態をいい，それは発達期にのみ発症すると定義されており，知的障害の診断基準から知能指数は削除されている．そして，知能指数だけでは判断できない「実生活上の困難さ」を含めた知的能力，全般的発達遅延，特定不能の知的能力障害についての総合的判断が重要であることが強調されている．

(3) 自閉症スペクトラム障害などの神経発達障害
(A) 病態について

　知的障害のほか，ADHD（注意欠如多動性障害）やASD（自閉症スペクトラム障害）や学習障害を含む神経機能の発達の障害に基づく心の発達障害を神経発達障害あるいは発達障害とよび，2012年の文部科学省の全国の児童生徒を対象とした調査では，子どもたちの6.5%に発達障害があると考えられたと報告されており，この有病率は小児喘息と大差がないと考えている．従来は知的障害がないか，軽度であることから広汎性発達障害とよばれていたものも，知的障害が目立つ自閉症と連続性を伴った同じ疾患群であるとの認識が一般化し，その名称は廃止された．そして，自閉症はさまざまな程度の知的障害やさまざまな程度のコミュニケーション障害が組み合わさった重症から軽症までの連続体（スペクトラム）であると理解されるようになり，ASDとよばれるようになった．ASDには，さまざまな程度の感情コントロール障害が認められ，摂食障害が4〜5%に合併するとされる．摂食障害の多くは学童期にみられる回避制限型食物摂取症と神経性やせ症であり，過食がみられるタイプはほとんどないとされる．

(B) 栄養法のポイント

　成長曲線の変化を観察しながら，バランスのよい栄養摂取，適正なカロリー摂取量を常に修正しながら，「日本人の食事摂取基準」を参考に年齢

や栄養状態に相応しい献立を提供するとともに，患児の特性にあった食事場面を設定することが大切である．また，心理的・精神的な疾患である摂食障害の合併に注意する．

(C) アセスメント

　個々の児によって，同じ病名の発達障害であっても，その特性が異なることを理解し，個々の児にとって相応しい食事環境，摂食指導の仕方の適切さを検討する必要がある．身体的栄養状態の評価として，成長曲線の利用が有用であるが，偏食が著しい児では生化学検査も有用なことがある．ASDに合併する摂食障害は，小学校高学年から高校生にみられることが多く，成長障害や排卵障害などの後遺症がみられるほか，死亡率も高く，早期の発見に努めることが必要である．

(D) 栄養法の進め方

　個々の児は，各自独特のこだわりをもっていることが多く，そのこだわりと相反する場面では感情コントロールができなくなるなどして食事を拒否したり，過食したり，ムラ食いが生じるなどの問題が出ることもある．また，前述のように摂食障害を合併することもあり，適切な薬物療法や摂食に関する行動制限療法，認知行動療法など組み合わせる必要がある．また，著しい偏食や拒食により栄養状態が悪化している場合や悪化する可能性が高い場合には積極的に経管栄養を行うことも必要である．

(E) トピックス

- 自閉症スペクトラム障害と抗菌薬の関係

　小麦やミルクに対するアレルギーが自閉症と関係しているという科学的根拠のない噂がインターネット上などで今日でも流布しており，いたずらに不安になる人々が少なくないようである．他方，医学界では，神経回路網（神経ネットワーク）の機能異常が主な原因であるとされる自閉症スペクトラム障害（ASD）は，遺伝子因子と腸内ミクロビオータ，つまり，遺

伝的な神経系因子と腸内細菌という環境因子の連係プレーによって進展したり，発症しなかったりする，という学説が注目を集めている．つまり，腸内細菌叢の乱れによって腸内細菌と神経系のデータ通信に有害な障害が発生することでASDが発症するという説であり，腸内細菌叢を乱す最も有害な因子が不適切な抗菌薬の使用である可能性を示唆する有力な研究データが公開され始めており，有力視されている．

Column

栄養失調

　現在のわが国においては，小児，特に乳幼児の栄養失調に遭遇する機会は稀である．しかし，虐待による栄養失調児に遭遇する機会が今後は増加する可能性が示唆されており，適切な対応を行わないと乳幼児が重大な健康被害を受け得ることが指摘されている．

　重度の栄養失調では，通常の脱水とは異なる輸液への反応をする場合など，複雑な管理を必要とする場合が少なくないといわれている．また，栄養管理を行う際には，重篤な合併症としてrefeeding syndromeなどや，下痢あるいは肝障害などが起こり得る．

　開発途上国では，栄養失調児に対するWHOガイドラインの導入により，栄養失調児の死亡率が著明に減少したといわれている．

　日本のミルクは，WHOガイドラインで使用されるミルクと較べて，蛋白と脂質はやや多く，糖質は少なめで浸透圧もやや低いが大きな差はないと考えられ，日本の栄養失調児への栄養管理に際して，2013年に更新されたWHOガイドラインを使用する価値があると思われる．このガイドラインはWHOの公式ホームページから無料で入手できる．

【参考文献】

実践しながら，よりくわしく学ぶための参考書

- 厚生労働省．楽しく食べる子どもに〜食からはじめる健やかガイド〜．日本児童福祉協会．2004.
（食育に関する厚生労働省の見解とその解説をまとめたガイドライン）
- 厚生労働省．『日本人の食事摂取基準（2015年版）策定検討会』報告書．2014.
（厚生労働省における委員会報告書で5年に一度出される予定）
- 佐々木敏，ほか監．日本人の食事摂取基準（2015年版）．第一出版．2014.
（日本人の栄養摂取量基準を厚生労働省委員会報告書に沿ってまとめたもの）
- 上田玲子，編著．新版 子どもの食生活．ななみ書房．2013.
（子どもの食生活に関するわかりやすい解説が行われた教科書）
- 峯木真知子，ほか編著．新時代の保育双書 子どもの食と栄養 第2版．みらい．2015.
（保育学を学ぶ学生を対象とした小児栄養学の教科書の定番）
- 水野清子，ほか編著．子どもの食と栄養 健康なからだとこころを育む小児栄養学 第2版．診断と治療社．2014.
（教育・保育の現場で子どもたちの栄養や食育にかかわる人々のための教科書）
- 高増哲也，ほか編著．チームで実践!! 小児臨床栄養マニュアル．文光堂．2012.
（数少ない小児臨床栄養学のマニュアルの代表格）
- 奈良信雄．栄養アセスメントに役立つ 臨床検査値の読み方考え方 ケーススタディ 第2版．医歯薬出版．2014.
（成人・高齢者の栄養評価に役立つ参考書）
- 日本動脈硬化学会．動脈硬化性疾患予防のための脂質異常症治療ガイド 2013年版．2013.
（小児科医にも役立つ食事療法や運動療法も詳しい脂質異常症治療ガイド）
- 日本静脈経腸栄養学会，編．静脈経腸栄養ガイドライン 第3版．2013.

（海外のエビデンスを多く活用した栄養ガイドラインで理解しやすい）
- Harris JA, et al. A biometric study of human basal metabolism. Proc Natl Acad Sci USA. 1918; 4 (12): 370-3.
（代謝に関する古典的研究）
- Holliday MA, et al. The maintenance need for water in parenteral fluid therapy. Pediatrics. 1957; 19: 823-32.
（栄養に関する古典的研究）
- 亀岡信悟，監．実戦 外科診療ハンドブック．南江堂．2015.
（東京女子医大第二外科による小児外科を含むコンパクトな診療ガイドブック）
- 金子一成，編著．すぐに使える小児輸液 実践ハンドブック．中外医学社．2012.
（さまざまな疾患や病態に対応した実践的な輸液の考え方がわかる）
- 大浦敏博，ほか．平成24年度厚生労働科学研究費補助金（厚生労働科学特別研究事業）：特殊ミルクの適応症と食事療法ガイドライン．2012.
（先天代謝異常のみならず，さまざまな小児疾患に対する食事療法ガイドライン）
- 新生児医療連絡会．NICUマニュアル 第5版．金原出版．2014.
（定番の新生児医療マニュアルであり，栄養についての記載も有用である）
- Lilly MS Dubowitz，著．奈良 勲，監訳．早産児と満期産児のためのデュボヴィッツ新生児神経学的評価法 原著第2版．医歯薬出版．2015.
（新生児の成熟度判定法の定番の最新解説書）
- 新生児内分泌研究会，編．新生児内分泌ハンドブック 改訂2版．メディカ出版．2014.
（新生児の内分泌に関する最新かつ新生児科医に必要な情報が簡潔にまとめられている）
- 日本小児栄養消化器肝臓学会．小児の栄養消化器肝臓病診療ガイドライン・指針．診断と治療社．2015.
（小児の栄養消化器肝臓病に関するエビデンスに基づく診療指針）
- 東口高志，監．NST栄養療法トレーニングブック．じほう．2014.
（薬剤師を対象にした栄養サポートチームの一員としての基礎知識を学ぶ解説書だが，小児に関する情報は少ない）

- 朝倉英策，編著．臨床に直結する血栓止血学．中外医学社．2013．
（臨床に役立つ実践的な血栓止血学のわかりやすい参考書）
- 松原洋一，監訳．小児代謝疾患マニュアル　改訂第 2 版．診断と治療社．2013．
（さまざまな先天代謝異常の症状や鑑別診断法，治療法に関する情報がまとまっている）
- 日本先天代謝異常学会，編．新生児マススクリーニング対象疾患等診療ガイドライン 2015．診断と治療社．2015．
（主要な先天代謝異常症の最新情報がまとまっている）
- 位田　忍，ほか編．実践！先天代謝異常症　栄養食事指導ケースブック．診断と治療社．2014．
（主要な先天代謝異常の実践的な食事指導法のレクチャー集）
- 渡邉早苗，ほか編著．栄養食事療法シリーズ 6　小児・学童期の疾患と栄養食事療法（食物アレルギー，先天性代謝異常，小児糖尿病，小児肥満）．建帛社．2009．
（疾患をもつ子どもたちが安心して美味しく食べることができる献立を医学的理論の解説とともに写真入りで多数掲載している患者家族や栄養士のための実用マニュアル）
- 日本肥満学会，編．肥満症診療ガイドライン 2016．ライフサイエンス出版．2016．
（主に成人の肥満に対する診療ガイドラインだが，小児についても参考になる）
- 日本糖尿病学会・日本小児内分泌学会．小児・思春期糖尿病コンセンサスガイドライン．南江堂．2015．
（小児の糖尿病診療に関するわが国のスタンダード）
- 丸山太郎，ほか編著．1 型糖尿病の治療マニュアル．南江堂．2010．
（わが国における数少ない 1 型糖尿病に特化した初心者向けのマニュアル）
- 足達淑子，編．ライフスタイル療法Ⅰ　生活習慣改善のための行動療法　第 4 版．医歯薬出版．2014．
（糖尿病などの生活習慣病や精神疾患の食行動異常に対応した食生活を改善するための心理学的手法として行動療法の実際を解説している）
- 加藤昌彦，編．医師が知っておきたい　外来で役立つ栄養・食事療法のポイント．文光堂．2015．

（思春期や成人の患者の栄養に関する医師向きの実践的入門書）
- 岩田健太郎．極論で語る感染症内科．丸善出版．2016.
（感染症内科の臨床医としての視点から，本質をずばりと指摘した実践的参考書）
- 大阪府立母子保健総合医療センター QOL サポートチーム，編．小児緩和ケアガイド．医学書院．2015.
（小児の緩和ケアに特化した数少ない実践的ガイドブック）
- 日本小児心身医学会，編．小児心身医学会ガイドライン集．南江堂．2015.
（小児の心身医学に関するエビデンスを集めたガイドラインの改訂版）
- 栗原まな．小児リハビリテーション医学　第2版．医歯薬出版．2015.
（小児のさまざまな問題に対するリハビリテーションの入門書）
- 上杉雅之，監．イラストでわかる小児理学療法．医歯薬出版．2013.
（理学療法士を目指す学生から使用できる小児の発達と理学療法の入門書）
- 日本小児血液・がん学会，編．小児血液・腫瘍学．診断と治療社．2015.
（日本初の小児血液・腫瘍学の教科書．わかりやすい記載で小児科医向き）
- 志馬伸朗，ほか編著．小児 ICU マニュアル　改訂第6版．永井書店．2012.
（小児集中治療に関する最も信頼できる名著．小児科専門医向け）
- 森　則夫，ほか編．DSM-5 対応　神経発達障害のすべて．日本評論社．2014.
（従来は発達障害とよばれていた神経発達障害のコンパクトでわかりやすいレビュー集）
- 雨海照祥，編．「臨床栄養」別冊　JCN セレクト9　小児の臨床栄養　エビデンスとトピックス．医歯薬出版．2014.
（エビデンスに基づく小児栄養学を学ぶのに適した特集）

■ 索　引 ■

■あ行

アシルカルニチン分析	47
アミノ酸乳	45
医療機関の経営とNST	2
栄養学的基礎知識	4
栄養素	5
栄養素の過剰摂取と不足	7

■か行

カウプ指数	18
経胃瘻的空腸チューブの留置	27
経腸栄養の禁忌	29
経鼻・経口カテーテル（栄養チューブ）留置	29
劇症1型糖尿病	57
子どもの食の重要性	3

■さ行

自閉症スペクトラム障害	96
消化と吸収	4
症候性肥満	18
小腸瘻（空腸瘻）の増設	27
小児栄養ケアの基本	23
小児の栄養評価	14
食事摂取基準	6
新生児糖尿病	40
早期産児	36

■た行

体格指数	17
単純性肥満	18, 51, 52
タンデムマス・スクリーニング	47
ダンピング症候群	32
注意欠如多動性障害	96
中心静脈栄養	28
低出生体重児	36
糖尿病患者用IDカード	61
特殊ミルク	27
トランスサイレチン	20
トランスフェリン	20

■な行

内臓脂肪型肥満	57
日本人の栄養摂取量	6
日本人の食事摂取基準	6
乳幼児身体発育値	14
乳幼児摂食障害	13

■は行

ビタミン K 欠乏性頭蓋内出血	42
肥満度	17
腹腔鏡補助下 PEG	32
プレアルブミン	20
プロバイオティクス	4

■ま行

末梢挿入式中心静脈カテーテル	28
慢性肺疾患	75

■ら行

レチノール結合蛋白	20
ローレル指数	19

■欧文

1 型糖尿病	57
2 型糖尿病	57
二次性肥満	52
ADHD	96
ASD	96
BMI	19
NST	1
PICC	28
RBP	20
Tf	20
TPN	28
TTR	20
Witzel 法	32

橋本　浩

昭和62年奈良県立医科大学卒業

卒業後は同大学小児科に入局し，小児科・新生児科（NICU）を研修し，国立療養所福井病院小児科にて一般小児科診療，血友病の診療，障害児医療に従事しつつ内科や整形外科病棟の管理当直で経験を積み，その後は診療所にて総合小児科と内科の診療を実践し，平成19年3月から上海市にてセントミカエル病院（中文名称：上海天檀普華医院）などで，欧米やアジア各国の医師と協力して，日本人のみならず世界各国の人々を対象とした内科，総合診療科，小児科を担当．平成23年3月に帰国後，北海道の別海町立病院小児科および三重県の伊賀市立上野総合市民病院総合診療科・小児科の嘱託医を経て，平成27年7月から奈良県の生駒市立病院小児科に常勤医として移籍し，小児科および総合診療科・内科の外来に加え，ERやICU管理当直も担当した．

アレルギー疾患をはじめ，血液疾患，感染症，神経疾患，神経発達障害など様々な分野を総合的に診療してきた経験があり，新生児から高齢者まで外来や入院での診療を実践中．産科救急にも対応する新生児科医でもある．

平成29年春から，東大阪生協病院にて，小児科，内科および総合診療科の医師として，多彩な診療活動に従事している．

主な著書：
ミネルヴァ書房	『暮らしの科学シリーズ 花粉症 治療とセルフケアQ＆A』
秀和システム	『発達心理学がよ〜くわかる本』
日本実業出版社	『早わかり科学史』
風見書房	『お母さんのための小児科講座』
河出書房新社	『図解だれでもわかるユビキタス』
羊土社	『ナースのためのパソコン"超"入門』　　など